Bernd Wehren

Der Fitness-Führerschein

für mehr Beweglichkeit,
Ausdauer und Leistungsfähigkeit

2.–4. Klasse

Mit einem Klassensatz farbiger Führerscheine

Kopiervorlagen

Hinweis:
Die beiliegenden Führerscheine können Sie
als Klassensatz unter der Bestell-Nr. 747 nachbestellen.

Gedruckt auf umweltbewusst gefertigtem, chlorfrei gebleichtem
und alterungsbeständigem Papier.

1. Auflage 2012
Nach den seit 2006 amtlich gültigen Regelungen der deutschen Rechtschreibung
© by Brigg Pädagogik Verlag GmbH, Augsburg
Alle Rechte vorbehalten.
Das Werk und seine Teile sind urheberrechtlich geschützt. Jede Nutzung in anderen als den gesetzlich zugelassenen Fällen bedarf der vorherigen schriftlichen Einwilligung des Verlages. Hinweis zu § 52a UrhG: Weder das Werk noch seine Teile dürfen ohne eine solche Einwilligung eingescannt und in ein Netzwerk eingestellt werden. Dies gilt auch für Intranets von Schulen und sonstigen Bildungseinrichtungen.
Illustrationen: Astrid Wilkesmann

ISBN 978-3-87101-**746**-9

www.brigg-paedagogik.de

Inhalt

Einleitung ... 4

Elternbrief mit Infos zum Fitness-Führerschein ... 7
Brief für Sportvereine zur Kooperation mit der Schule ... 8
Poster: Ernährungspyramide ... 9
Poster: Lauftraining und Pulsmessung mit Fridolin Fitness ... 11
Poster: Die fünf Fitness-Bereiche und wichtige Trainingstipps ... 12
Poster: Fitness-Regeln für die Sporthalle ... 13
Kopiervorlage Hallenboden ... 14
Ausschneidebögen mit Sportgeräten für eigene Fitness-Übungen ... 15
Aufwärm- und Abschluss-Spiele ohne Material ... 17
Stationspass ... 20
Klassenliste zum Abhaken der Fitness-Führerschein-Prüfungen ... 21

Der bronzene Fitness-Führerschein

Leichte Ausdauerübungen (Karten 1–6) ... 22
Leichte Beweglichkeitsübungen (Karten 7–12) ... 23
Leichte Kraftübungen (Karten 13–18) ... 25
Leichte Schnelligkeitsübungen (Karten 19–24) ... 26
Leichte Koordinationsübungen (Karten 25–30) ... 28
Generalprobe: Bronzene Fitness-Führerschein-Prüfung ... 30
Bronzene Fitness-Führerschein-Prüfung ... 32

Der silberne Fitness-Führerschein

Mittlere Ausdauerübungen (Karten 31–36) ... 34
Mittlere Beweglichkeitsübungen (Karten 37–42) ... 35
Mittlere Kraftübungen (Karten 43–48) ... 37
Mittlere Schnelligkeitsübungen (Karten 49–54) ... 38
Mittlere Koordinationsübungen (Karten 55–60) ... 40
Generalprobe: Silberne Fitness-Führerschein-Prüfung ... 42
Silberne Fitness-Führerschein-Prüfung ... 44

Der goldene Fitness-Führerschein

Schwere Ausdauerübungen (Karten 61–66) ... 46
Schwere Beweglichkeitsübungen (Karten 67–72) ... 47
Schwere Kraftübungen (Karten 73–78) ... 49
Schwere Schnelligkeitsübungen (Karten 79–84) ... 50
Schwere Koordinationsübungen (Karten 85–90) ... 52
Generalprobe: Goldene Fitness-Führerschein-Prüfung ... 54
Goldene Fitness-Führerschein-Prüfung ... 56

Urkunde ... 58

Zusatzmaterial für fächerübergreifenden Unterricht

Fitness-Karten für Schüler-Illustrationen ... 59

Einleitung

Warum ist ein Fitness-Training im Sportunterricht sinnvoll?

Durch mangelnde Bewegung sind viele Kinder heute ungeschickter, unkonzentrierter und zu dick, manche neigen sogar zu Fettleibigkeit. Übergewicht und körperliche Beschwerden wie Kopfschmerzen, Rückenschmerzen und sogar schon Bluthochdruck oder Diabetes können durch zu wenig Sport und falsche Ernährung begünstigt werden.

Regelmäßiger Sport kann motorische und soziale Fähigkeiten sowie die körperliche Entwicklung eines Kindes fördern. Darüber hinaus steigert Sport auch die Leistungs- und Lernfähigkeit von Kindern, denn je mehr Reize aus dem Bewegungsapparat im Gehirn ankommen, umso besser kann sich dieses entwickeln. Somit hängen motorische und sprachliche Entwicklung voneinander ab. Kinder, die sich geschickt und sicher im realen Raum orientieren und bewegen können, haben auch im Zahlenraum weniger Schwierigkeiten.

Und nicht zuletzt müssen Kinder sich auch mal richtig auspowern können, um ausgeglichen zu sein.

Einsatz der Kopiervorlagen für ein Fitness-Training

Mit dem Material des Fitness-Führerscheins trainieren Ihre Schüler in Kleingruppen die **fünf Fitness-Bereiche** Ausdauer, Beweglichkeit, Kraft, Koordination und Schnelligkeit. Insgesamt 90 illustrierte Fitness-Karten mit klar beschriebenen und leicht durchzuführenden Übungen sorgen für einen differenzierten und abwechslungsreichen Sportunterricht.

Die Leitfigur Fridolin Fitness begleitet die Schüler während des gesamten Fitness-Trainings und kann gut zur Motivation eingesetzt werden.

Kopieren Sie die Seiten mit den Fitness-Karten (S. 22–29, 34–41, 46–53) auf farbiges Papier (z. B. hellbraun = bronzener Übungsteil, grau = silberner Übungsteil und gelb = goldener Übungsteil), laminieren Sie diese anschließend und schneiden Sie die Fitness-Übungen dann zu handlichen Karten zurecht.

Die 30 leichten Fitness-Karten sowie die bronzene Generalprobe (S. 30–31) bereiten die Kinder auf die bronzene Fitness-Führerschein-Prüfung (S. 32–33) vor – die 30 mittleren Fitness-Karten sowie die silberne Generalprobe (S. 42–43) auf die silberne Fitness-Führerschein-Prüfung (S. 44–45) und die 30 schweren Fitness-Karten sowie die goldene Generalprobe (S. 54–55) auf die goldene Fitness-Führerschein-Prüfung (S. 56–57).

Zu jedem Fitness-Bereich finden Sie 6 illustrierte **Fitness-Karten** (z. B. 6 leichte Ausdauer-Karten), wobei sich die Fitness-Bereiche auch überschneiden können, z. B. Schnellkraft oder Kraftausdauer. Sie können die 6 laminierten Fitness-Karten als Stationslauf in der Sporthalle auslegen. Oder Sie wählen aus jedem Fitness-Bereich je 2 Fitness-Karten, sodass Sie 10 Karten für einen Stationslauf auslegen. Wählen Sie vor jeder Fitness-Stunde immer 8–10 neue Fitness-Karten aus, die Sie in der Sporthalle auslegen möchten.

Sie können einzelne Fitness-Karten bei bestimmten Schülern auch ganz gezielt einsetzen, z. B. vor einer Fitness-Führerschein-Prüfung. Oder Sie kopieren alle Übungen eines Fitness-Bereichs, sodass jeder Schüler seine Übungen individuell aussuchen und durchführen kann. Sie sollten jedoch darauf achten, dass die Schüler immer in **Kleingruppen** üben, da sie sich gegenseitig helfen und bewerten sollen.

Den **Stationspass** (S. 20) sollten Sie für jeden Schüler jeweils vor dem bronzenen, silbernen und goldenen Fitness-Übungsteil kopieren,

sodass die Schüler vor Durchführung einer Station die Karten-Nummer, die sich rechts unten auf jeder Karte befindet, auf dem Pass eintragen können. Legen Sie zu diesem Zweck an jede Station bzw. zu jeder Karte einen Stift bereit. So wissen die Schüler zu Beginn jeder Sportstunde, welche Fitness-Übungen sie bereits gemacht haben und welche noch nicht.
Wenn ein Schüler eine Fitness-Übung durchgeführt hat, darf ein Mitschüler aus seiner Kleingruppe auf dem Stationspass des Schülers das entsprechende Lachgesicht anmalen – je nach Leistung und Qualität der Bewegungsdurchführung des Schülers. So lernen die Schüler, sich gegenseitig sachlich zu korrigieren, auf eine bewegungsrichtige Durchführung zu achten und sich zu bewerten. Sammeln Sie die Stationspässe nach einer Fitness-Stunde wieder ein und verteilen Sie diese wieder zu Beginn der nächsten Stunde. So wissen Sie und die Kinder nach 4–6 Sportstunden, welche Fitness-Übungen richtig durchgeführt wurden, ob alle Leistungen erbracht worden sind und somit die bronzene Generalprobe durchgeführt werden kann. Oder man erkennt am Stationspass, ob einige Fitness-Übungen noch gemacht oder wiederholt werden sollten.
Bei den **Generalproben** und den **Prüfungen** – für die Sie jeweils eine Sportstunde einkalkulieren sollten – erhält jeder Schüler die jeweiligen, doppelseitig kopierten Arbeitsblätter. Die Schüler schreiben ihren Namen darauf, wählen eine der zwei Karten pro Fitness-Bereich aus (A oder B), führen diese aus, bewerten sich gegenseitig und wählen danach die nächste Übung des nächsten Fitness-Bereichs aus. Nach der Generalprobe schreiben sich die Kinder gegenseitig Tipps auf.
Nach jeder der drei Fitness-Führerschein-Prüfungen sammeln Sie die Arbeitsblätter ein, bewerten die Gesamtleistung, tragen sie in die Klassenliste (S. 21) ein und unterschreiben den farbigen Führerschein, den die Schüler im Klassenraum erhalten und im Etui aufbewahren – oder die Führerscheine werden gesammelt im Klassenraum aufbewahrt.
Zudem können Sie die Urkunde (S. 58) auf Karton kopieren und am Ende des gesamten Fitness-Trainings verleihen.

Tipps zur Durchführung des Fitness-Trainings

1. Jede Fitness-Stunde sollte mit einem Aufwärmspiel beginnen, den Kern der Stunde bildet dann die Durchführung der Fitness-Übungen und am Ende sollte wieder ein gemeinsames Abschlussspiel gespielt werden.
2. Die Fitness-Übungen sollten die Schüler in 3–5er-Gruppen durchführen und sich dabei korrigieren, gegenseitig Tipps geben, aber auch anhand der Lachgesichter bewerten.
3. Führen Sie das Fitness-Training kontinuierlich über einen Zeitraum von 4–8 Wochen durch – je nach Intensität und Sportstundenanzahl pro Woche.
4. Wenn die Trainingshäufigkeit gering ist – z.B. nur einmal pro Woche –, sollten Sie Stationsläufe bzw. Circuits mit 8–12 Fitness-Übungskarten anbieten, bei dem der gesamte Bewegungsapparat beansprucht wird bzw. alle fünf Fitness-Bereiche berücksichtigt werden.
5. Beim Fitness-Training sollten sich die Schüler nicht vollständig verausgaben. Sie sollten Ruhepausen und Trinkpausen ermöglichen.
6. Gestalten Sie das Fitness-Training abwechslungsreich, indem Sie die Belastungsintensität, Fitness-Übungen sowie Sportgeräte verändern und wechseln. Wählen Sie entsprechende Fitness-Karten zuvor aus.
7. Besprechen Sie mit den Kindern, wie sie sich vor, während und nach dem Training fühlen und wie der Ablauf, das Training usw. verbessert werden könnten.
8. Loben und motivieren Sie die Kinder – vor allem die Kinder, für die die Fitness-Übungen besonders anstrengend sind.

Weitere Materialien zur Differenzierung

Zwölf **Aufwärm- und Abschluss-Spiele** ohne Material (S. 17–19), die sie auch kopieren, laminieren und zu handlichen Spiele-Karten zurechtschneiden sollten, ergänzen das Fitness-Training sinnvoll.
Die **Ausschneidebögen** mit Sportgeräten und Sportmaterialien (S. 15–16) lassen Ihre Schüler kreativ werden: Sie können eigene Fitness-Übungen und Stationen für ein eigenes „Fitness-Studio" entwickeln und die Stationen dann auf das Hallenboden-Arbeitsblatt (vergrößert kopiert, S. 14) aufkleben. Dieses selbst ausgedachte „Fitness-Studio" wird dann in der Sporthalle nachgebaut.
Zudem werden Sie und Ihre Schüler durch zahlreiche **Poster** (Ernährungspyramide, Lauftraining, Fitness-Tipps, Fitness-Regeln, S. 9–13) dabei unterstützt, sich weiterhin gesund zu ernähren und nach Gesundheitsregeln täglich Sport zu treiben.
Der **Elternbrief** (S. 7) dient dazu, auch die Eltern in das Vorhaben einzubeziehen, Adressen von ortsansässigen Sportvereinen weiterzugeben und so für einen positiven Langzeiteffekt zu sorgen. Mit dem **Kooperationsbrief** (S. 8) können Sie auch Sportvereine in die Schule einladen und ihnen die Möglichkeit geben, ihren Sport dort vorzustellen. So kann eine langfristige Kooperation zwischen Ihrer Schule und den Sportvereinen entstehen und Schüler werden eventuell dazu motiviert, an einem Schnuppertraining teilzunehmen und im besten Falle dem Sportverein beizutreten.

Fächerübergreifendes Arbeiten

Auf den Seiten 59 bis 65 finden Sie als Zusatzmaterial weitere Fitness-Karten ohne erklärende Illustrationen. Vergrößern Sie diese sieben Seiten auf DIN A3 und kopieren Sie mehrfach die Ausschneidebögen mit den Sportgeräten (S. 15–16). Im Deutsch- oder/und Kunstunterricht können Ihre Schüler in Gruppenarbeit die vier Fitnessübungen pro DIN-A3-Seite lesen und passende Sportgeräte ausschneiden und unter die Texte kleben. Ergänzend können die Schüler die Fitness-Karten noch mit Bleistift bemalen, z. B. mit weiteren Sportgeräten und Strichmännchen. Nachdem die Schüler die Karten illustriert haben, verkleinern Sie die Seiten wieder auf DIN-A4-Format, laminieren sie und schneiden die Fitness-Karten aus, sodass Sie diese im Sportunterricht einsetzen können.

Viel Spaß und einen langfristigen Erfolg mit dem Fitness-Führerschein
wünschen Ihnen und Ihren Schülern

Fridolin Fitness und Bernd Wehren

____

Ort, Datum

Liebe Eltern der Klasse __________,

Ihr Kind und die anderen Kinder der Klasse machen momentan den „Fitness-Führerschein“. Dabei trainieren die Kinder ihre Ausdauer, Beweglichkeit, Kraft, Koordination und Schnelligkeit.

Damit das Training und die Führerschein-Prüfungen einen langfristigen und positiven Effekt auf die Gesundheit Ihres Kindes haben, erhält Ihr Kind zwei Poster für zu Hause:
- ein Poster mit Fitness-Übungen und Trainingstipps sowie
- ein Poster mit der Ernährungspyramide für eine gesunde, ausgewogene Ernährung.

Bitte hängen Sie beide Poster für Ihr Kind gut sichtbar auf. Oder bewahren Sie die Poster für Ihr Kind griffbereit auf.

Zudem finden Sie unten Adressen und Ansprechpartner einiger ortsansässiger Sportvereine. In Absprache mit Ihrem Kind können Sie oder Ihr Kind bei dem einen oder anderen Verein nach einem Schnuppertraining fragen. Vielleicht schließt sich Ihr Kind mit anderen Kindern aus der Klasse oder Schule zusammen, um an einem Schnuppertraining teilzunehmen? Fragen Sie einfach andere Eltern, Kinder oder mich.

Ich danke Ihnen für Ihre Zusammenarbeit und verbleibe mit freundlichem Gruß

____

Unterschrift

Fußballverein(e): Schwimmverein(e): Turnverein(e): Handballverein(e):

Leichtathletikverein(e): Basketballverein(e): Sonstige Sportvereine:

Bernd Wehren: Der Fitness-Führerschein · Best.-Nr. 746
© Brigg Pädagogik Verlag GmbH, Augsburg

____

Ort, Datum

Sehr geehrte Damen und Herren,

Ich bin Sportlehrer/in an der Grundschule:

____

Tel.: ______________________ E-Mail: ______________________

Meine Schüler machen momentan den „Fitness-Führerschein". Dabei trainieren die Kinder ihre Ausdauer, Beweglichkeit, Kraft, Koordination und Schnelligkeit, um ihnen so u. a. auch einen Einstieg in einen Sportverein zu erleichtern.

Um eine Kooperation zwischen unserer Schule und Ihrem Sportverein aufzubauen, würde ich mich freuen, wenn eine Trainerin oder ein Trainer Ihres Vereins (evtl. mit einigen Sportlern Ihres Vereins) an einem Vormittag zu uns in die Schule kommen und Ihren Sport sowie Ihre Trainingsarbeit vorstellen könnte.

Sie können mich vormittags in der Schule in der Zeit von ________ – ________ Uhr anrufen. Oder Sie schreiben mir – per Briefpost oder per E-Mail.

Ich würde mich sehr freuen, wenn Sie Interesse an einer Präsentation hätten, um sportinteressierte Kinder für Ihren Sportverein zu gewinnen, und Kontakt mit mir aufnehmen würden.

Mit sportlichen Grüßen

Bernd Wehren: Der Fitness-Führerschein · Best.-Nr. 746
© Brigg Pädagogik Verlag GmbH, Augsburg

Ernährungspyramide – Ausschneideseite

Schneide die 7 Puzzleteile aus.

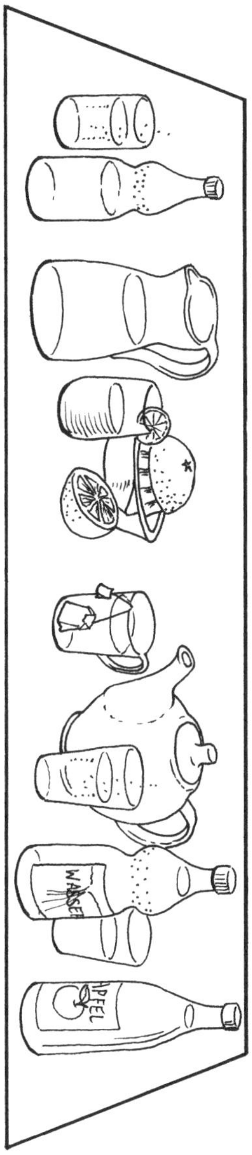

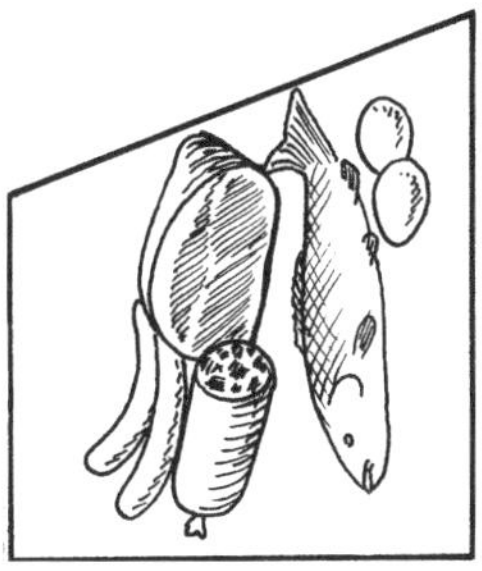

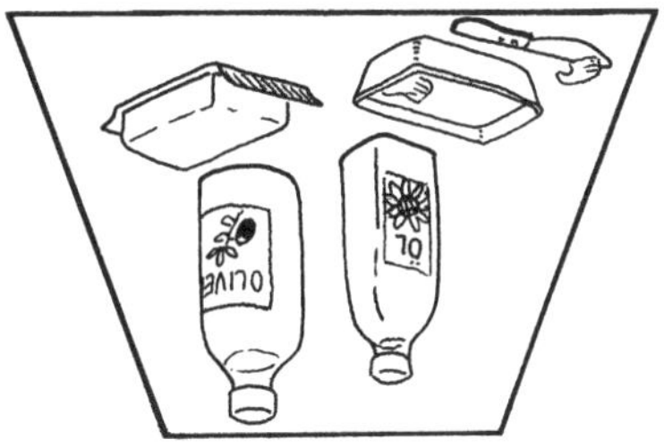

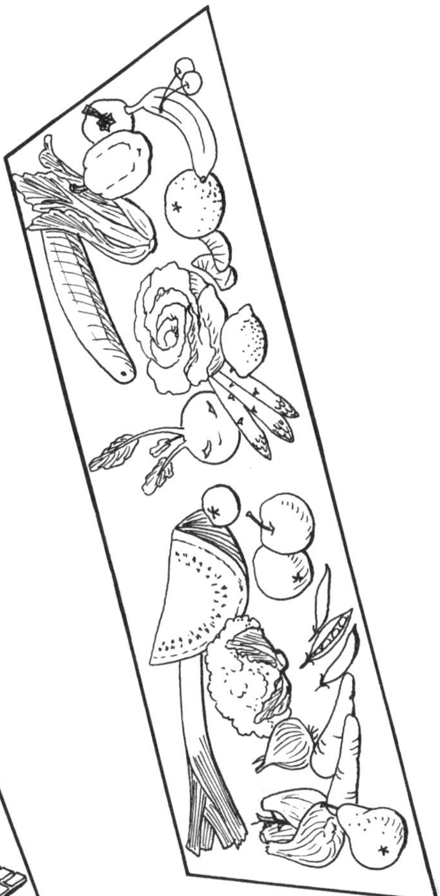

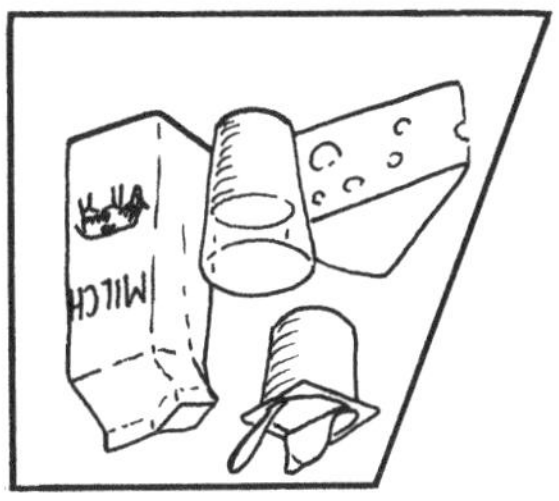

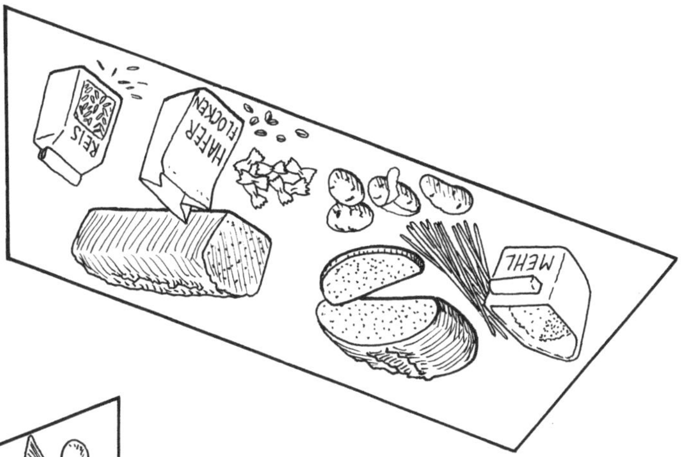

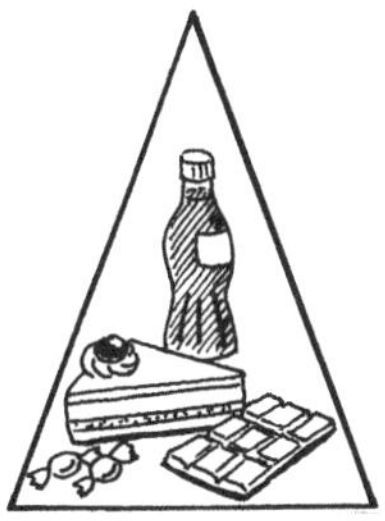

Bernd Wehren: Der Fitness-Führerschein · Best.-Nr. 746
© Brigg Pädagogik Verlag GmbH, Augsburg

Ernährungspyramide – Klebeseite

1. Ordne und lege die Puzzleteile richtig in das Dreieck.
2. Klebe die 7 Puzzleteile auf.
3. Schreibe auf die Linien, welche Nahrungsmittel du dort siehst.
4. Erkläre die Ernährungspyramide.

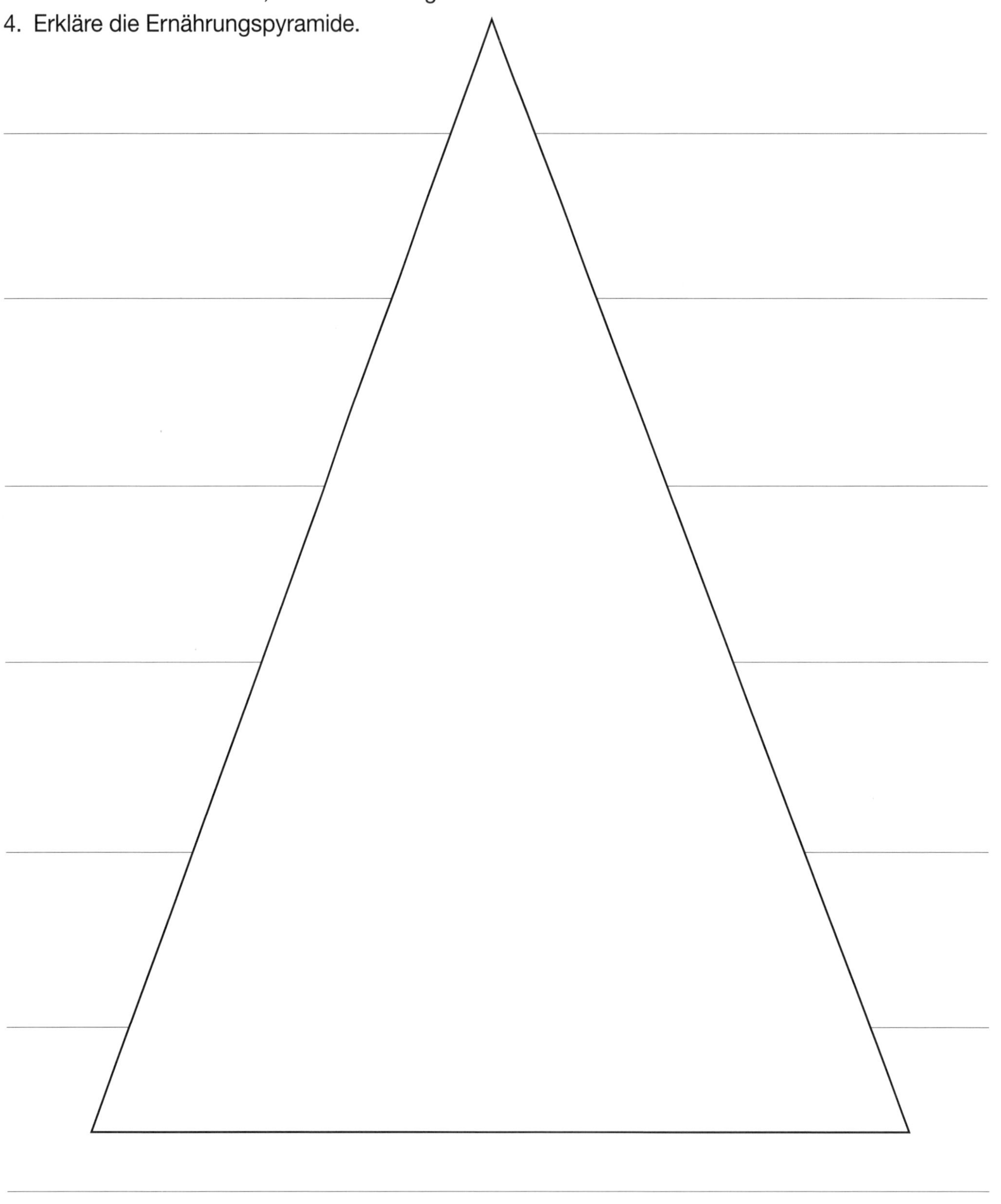

Bernd Wehren: Der Fitness-Führerschein · Best.-Nr. 746
© Brigg Pädagogik Verlag GmbH, Augsburg

Lauftraining und Pulsmessung mit Fridolin Fitness

1. Male Körperteile und Kleidungsstücke von Fridolin Fitness farbig an, wenn du die entsprechenden Minuten oder Runden gejoggt bist (z. B. die Socken, wenn du 2 Minuten oder 2 Runden gejoggt bist).
2. Miss deinen Puls.

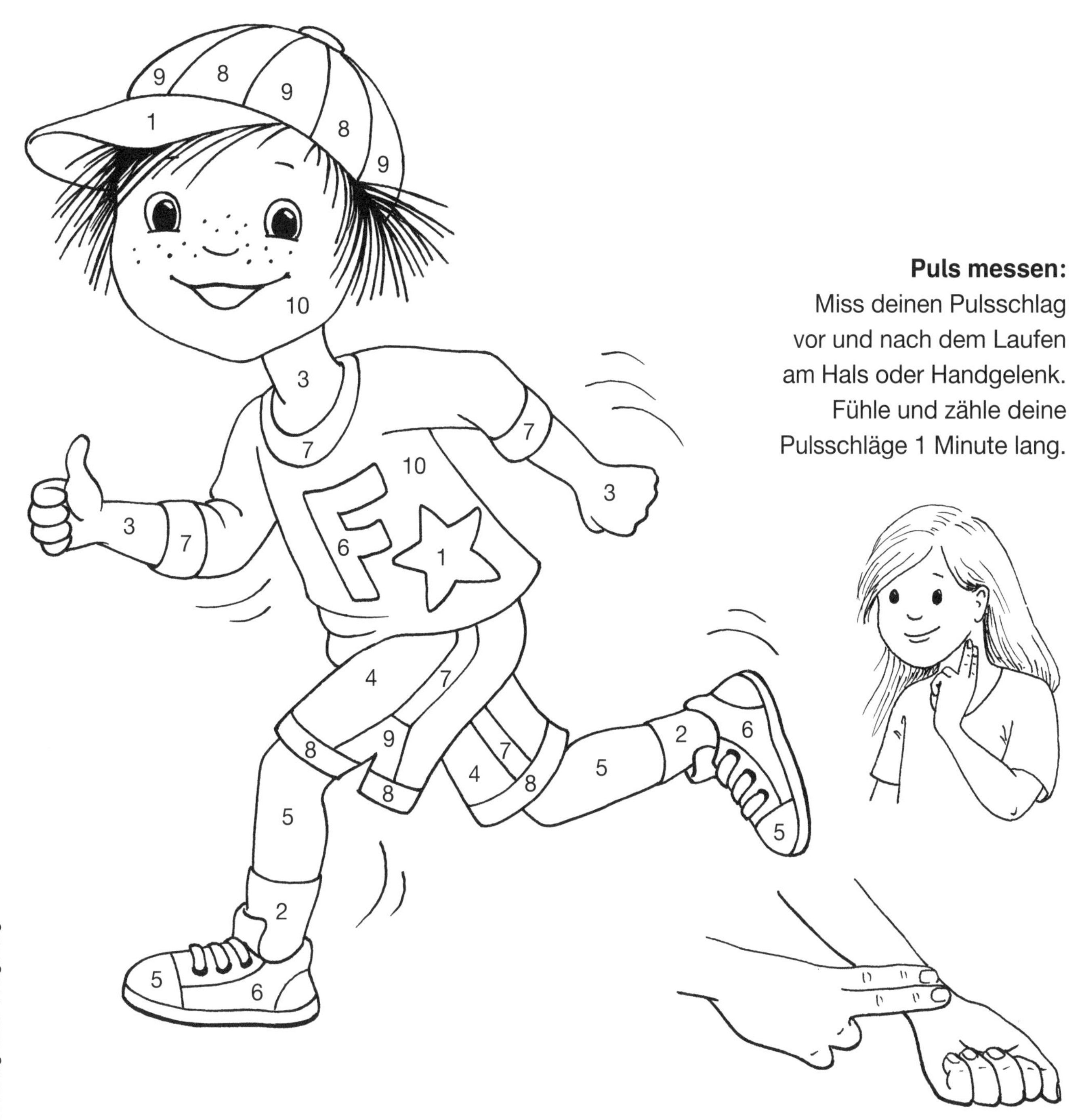

Puls messen:
Miss deinen Pulsschlag vor und nach dem Laufen am Hals oder Handgelenk. Fühle und zähle deine Pulsschläge 1 Minute lang.

3. Vergleiche deine Pulszahl mit Mitschülern.
4. Bei welcher Laufart wird dein Puls schneller und wann langsamer? Und warum?
5. Wie lange dauert es, bis dein Puls wieder normal ist (= Ruhepuls)?
6. Schreibe deine Pulszahl neben die gelaufenen und angemalten Felder. Was stellst du fest?

Bernd Wehren: Der Fitness-Führerschein · Best.-Nr. 746
© Brigg Pädagogik Verlag GmbH, Augsburg

Die fünf Fitness-Bereiche und wichtige Trainingstipps

1. Trainiere täglich 10–15 Minuten oder 2–3-mal pro Woche 30 Minuten – am besten mit anderen zusammen.
2. Laufe dich locker warm und nach dem Training aus, z. B. im Garten. Oder laufe mit Mama und Papa.
3. Dehne deinen Körper vor und nach dem Training langsam, ohne ruckartige Bewegungen.
4. Verausgabe dich nicht! Trainiere mit Ruhepausen und Trinkpausen.
5. Trainiere nur, wenn du gesund bist (kein Fieber, keine Erkältung …).

Ausdauerlauf-Training:
a) Zu Beginn solltest du abwechselnd laufen und gehen (2 Minuten laufen, 1 Minute gehen, 2 Minuten laufen, 1 Minute gehen usw.).
b) Erhöhe zuerst nach und nach die Laufstrecke und erst dann deine Laufgeschwindigkeit.
c) Wenn du eine lange Strecke läufst, solltest du so schnell laufen, dass du dich dabei unterhalten kannst.
d) Dehne deine Muskeln nach jedem Training.
e) Ein guter Laufschuh ist notwendig, wenn du lange trainierst.

Beweglichkeits-Training:
a) Beim Dehnen („Stretching“) werden deine Muskeln ca. 30 Sekunden gestreckt. Dabei bleibst du in einer bestimmten Dehnstellung, ohne sie zu verändern.
b) Durch das Dehnen bleiben deine Muskeln elastisch und sie werden erwärmt. Auch deine Gelenke bleiben beweglich.
c) Das Dehnen beugt Verletzungen vor.

Kraft-Training:
a) Wärme dich vor dem Kraft-Training immer auf.
b) Führe leichte Kraftübungen für Arme, Beine, Oberkörper durch, keine Extrembelastungen.
c) Führe die Übungen bewegungsrichtig und genau durch.
d) Führe Kraftübungen mit geradem Rücken durch (kein Hohlkreuz).
e) Atme bei Kraftanstrengung aus, beim Entspannen ein. Vermeide Pressatmung (= roter Kopf).

Schnelligkeits-Training:
a) Bevor du die Schnelligkeit trainierst, solltest du dich ca. 15 Minuten dehnen und aufwärmen.
b) Trainiere zuerst den genauen Bewegungsablauf mehrfach langsam, bevor du den Ablauf schnell durchführst.
c) Trainiere deine Schnelligkeit nur dann, wenn du es wirklich willst.

Koordinations-Training:
a) Bevor und während du die Koordination trainierst, stelle dir immer wieder die Übung und den Übungsablauf im Kopf vor.
b) Trainiere zuerst den genauen Bewegungsablauf mehrfach langsam, bevor du den Ablauf schnell durchführst.

Bernd Wehren: Der Fitness-Führerschein · Best.-Nr. 746
© Brigg Pädagogik Verlag GmbH, Augsburg

Fitness-Regeln für die Sporthalle

1. Wir tragen in jeder Fitness-Stunde Sportzeug (Turnschuhe, Sporthose und T-Shirt).

2. Wir legen Uhren und Schmuck ab, damit wir niemanden verletzen.

3. Wir binden lange Haare mit einem Haarband zusammen.

4. Wir lassen Getränkeflaschen in der Umkleidekabine. Bei Trinkpausen gehen wir langsam und leise aus der Turnhalle raus und kommen genauso wieder zurück.

5. Wir laufen uns vor dem Fitness-Training warm.

6. Wir helfen uns und geben uns gegenseitig Tipps während der Fitness-Übungen.

7. Wir holen Sportgeräte und bauen die Fitness-Stationen gemeinsam in Ruhe auf und wieder ab.

8. Wir achten auf die Zeichen des Lehrers! Bei Gesprächen sind wir leise! Wir hören dem Lehrer oder den Mitschülern zu!

9. Wir machen genügend Pausen und verausgaben uns nicht.

Bernd Wehren: Der Fitness-Führerschein · Best.-Nr. 746
© Brigg Pädagogik Verlag GmbH, Augsburg

(Kopieren Sie den Hallenboden auf DIN A3 oder A2. Ihre Schüler bekleben den Hallenboden mit ihren erfundenen Fitness-Stationen und fertig ist das Fitness-Studio, das sie in der Halle nachbauen. Die Fitness-Stationen basteln die Schüler aus den Geräte-Vorlagen von S. 15/16 zusammen und malen ggf. weitere Sportgeräte dazu.)

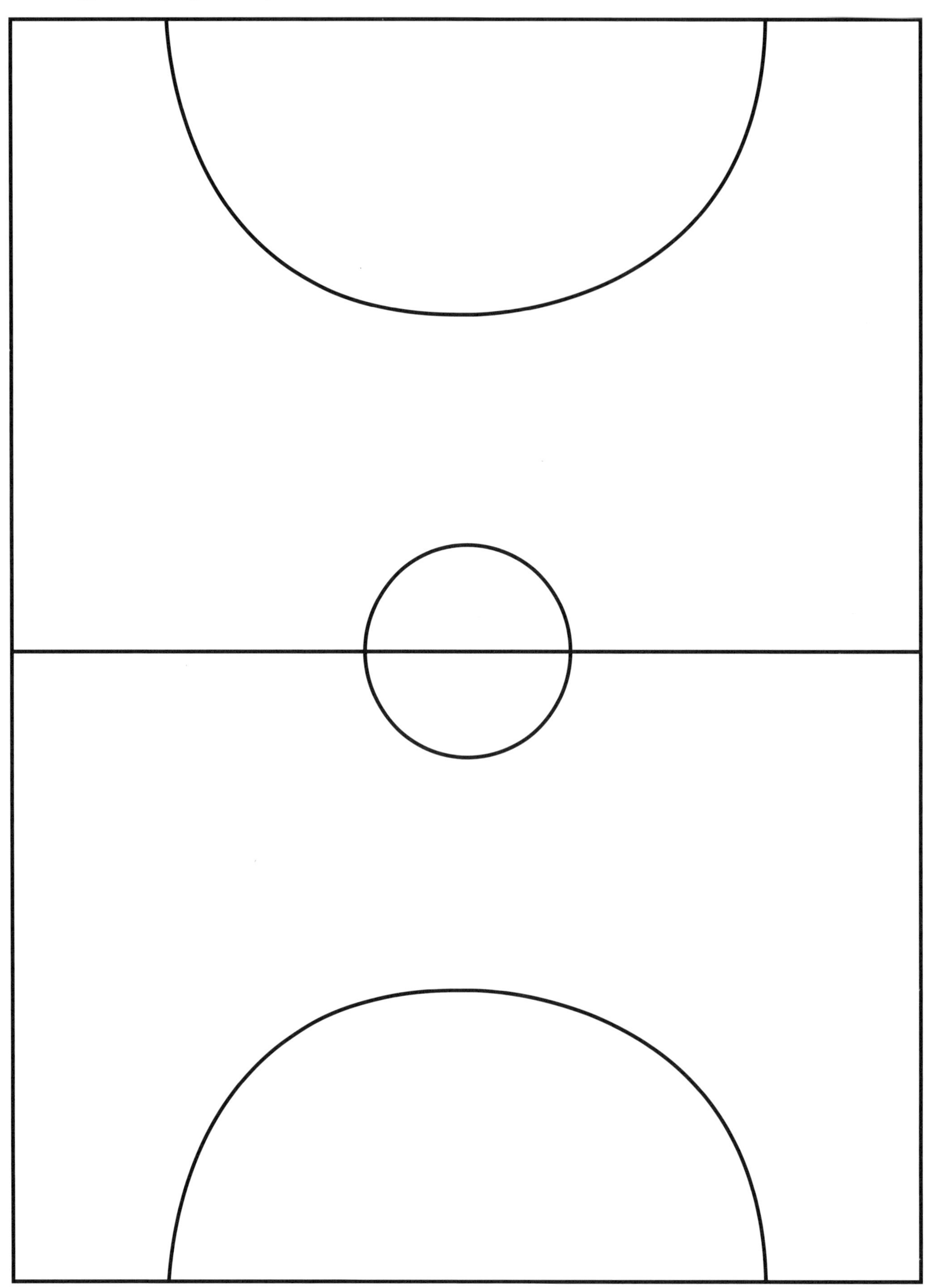

Bernd Wehren: Der Fitness-Führerschein · Best.-Nr. 746
© Brigg Pädagogik Verlag GmbH, Augsburg

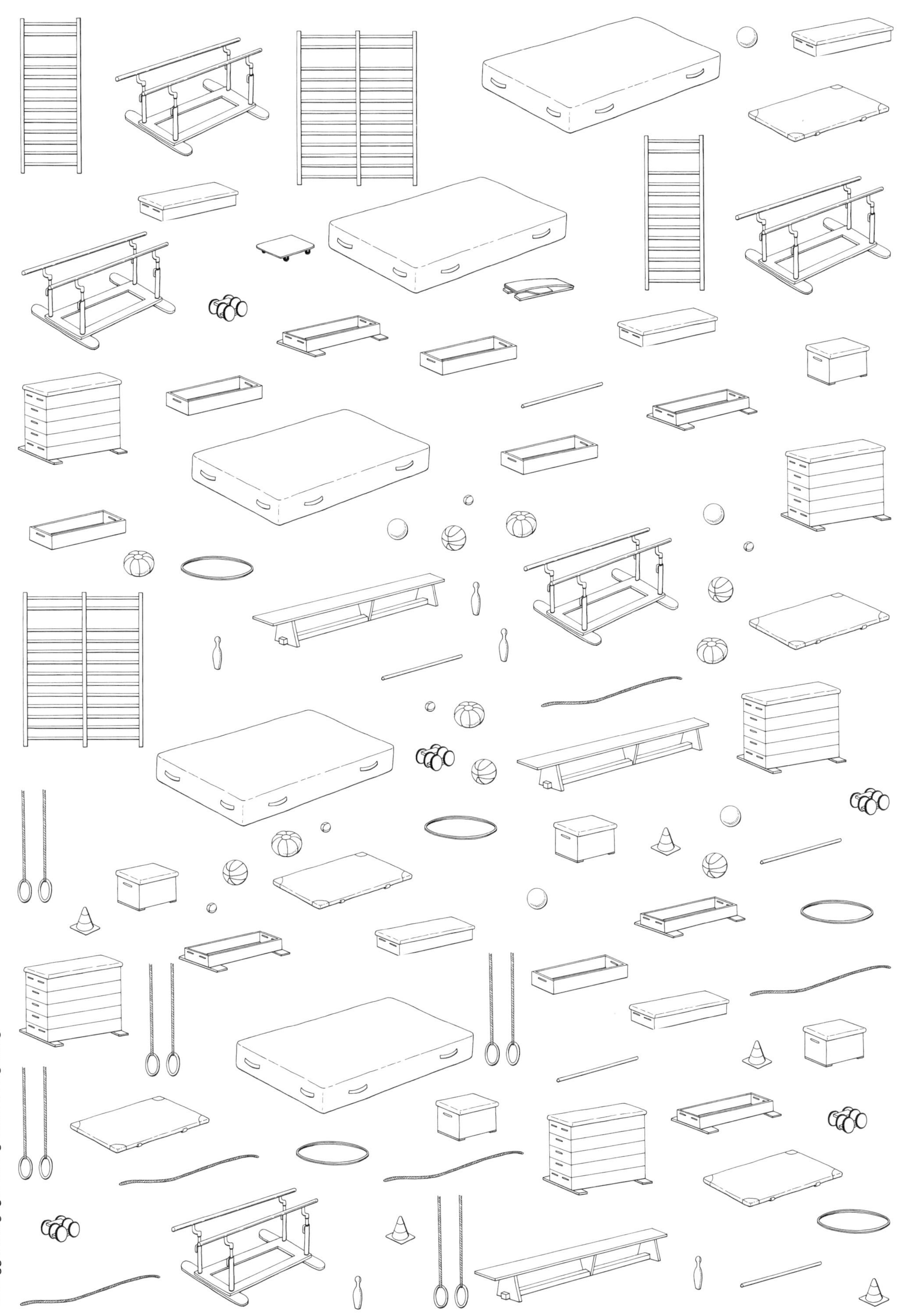

Bernd Wehren: Der Fitness-Führerschein · Best.-Nr. 746
© Brigg Pädagogik Verlag GmbH, Augsburg

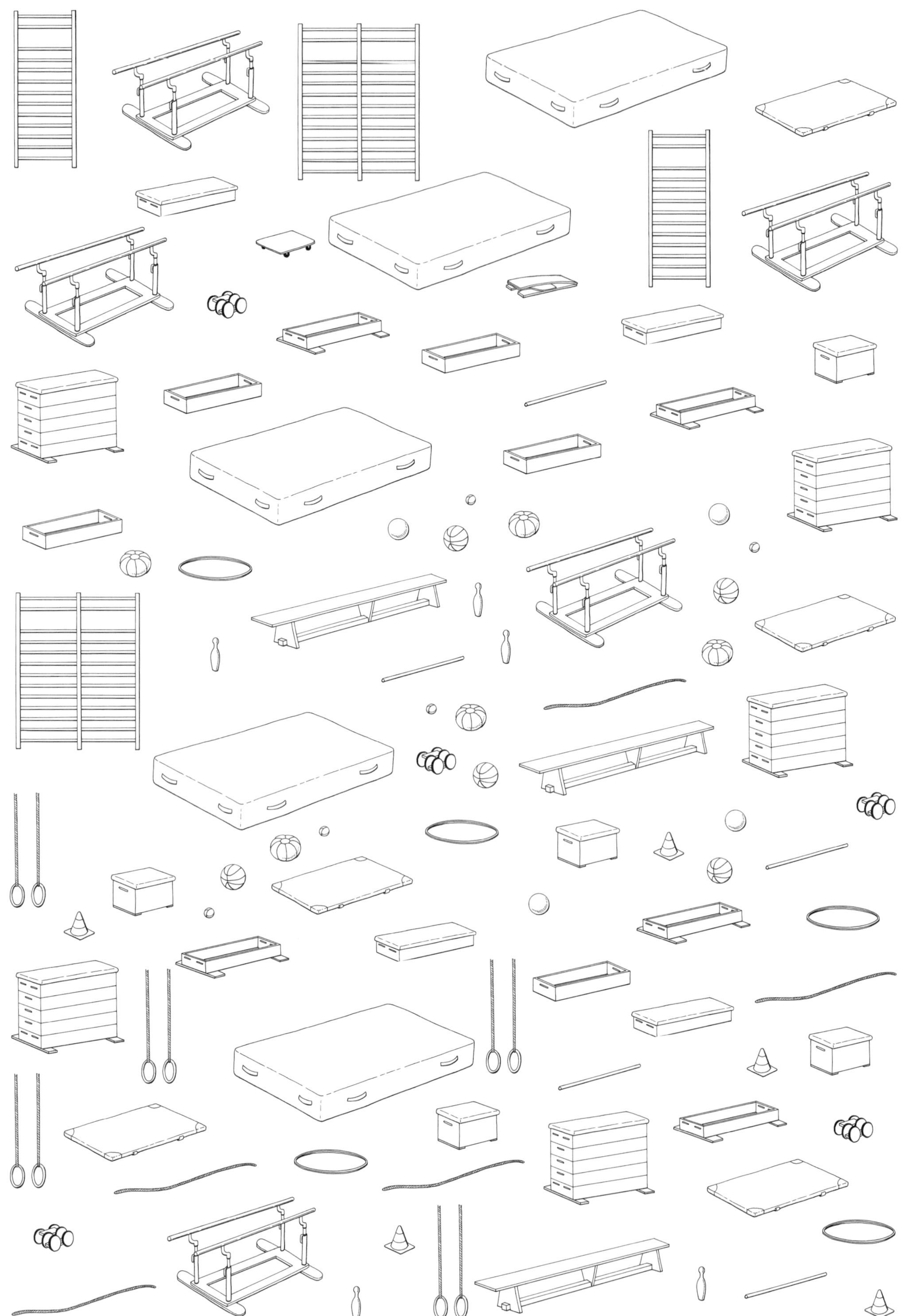

Bernd Wehren: Der Fitness-Führerschein · Best.-Nr. 746
© Brigg Pädagogik Verlag GmbH, Augsburg

Aufwärm- und Abschluss-Spiele ohne Material

Hundehüttenfangen

Im Klassenverband
Spieldauer: pro Runde 1 Minute

Der Lehrer sucht einen Fänger aus. Die restlichen Schüler sind Hunde auf zwei Beinen und verteilen sich in einer Hälfte der Sporthalle.

Berührt der Fänger einen Hund, bleibt der Hund auf der Stelle stehen. Er bildet mit seinen Händen ein „Dach“ auf seinem Kopf und stellt die Beine auseinander (= Hundehütte).

Der gefangene Hund kann befreit werden, indem ein anderer freier Hund ihm von vorne durch die Beine krabbelt.

Nach ca. 1 Minute stoppt der Lehrer das Spiel, sucht einen neuen Fänger aus und das Spiel beginnt von Neuem.

Aufwärm- und Abschluss-Spiele ohne Material

Farbenrennen

Im Klassenverband
Spieldauer: 5 Minuten

Die Schüler stellen sich nebeneinander vor eine schmale Hallenwand.

Der Lehrer teilt abwechselnd jedem Schüler eine Farbe zu, z. B.: „Rot, blau, grün, gelb – rot, blau, grün, gelb – rot ...“.

Sobald der Lehrer eine Farbe ruft, spurten die Schüler mit dieser Farbe zur anderen Hallenseite und wieder zurück.

Aufwärm- und Abschluss-Spiele ohne Material

Bäumchen wechsel dich

Im Klassenverband
Spieldauer: 5 Minuten

Der Lehrer sucht einen freiwilligen Fänger aus und teilt die Schüler in zwei Gruppen.

Die Schüler der Gruppe A stellen sich nebeneinander vor die eine Hallenwand, die Schüler der Gruppe B vor die andere. Der Fänger steht in der Hallenmitte.

Der Lehrer ruft jeweils einen Schülernamen aus Gruppe A und B. Beide Schüler (= Bäumchen) laufen los und tauschen ihre Plätze. Der Fänger versucht, einen der beiden zu berühren.

Danach ruft der Lehrer wieder zwei Namen usw. Ein vom Fänger berührter Schüler wird der neue Fänger.

Aufwärm- und Abschluss-Spiele ohne Material

Feuer – Wasser – Blitz

Im Klassenverband
Spieldauer: pro Runde 3–5 Minuten

Alle Schüler laufen durch die Halle. Auf Zuruf des Lehrers muss eine entsprechende Bewegungsaufgabe möglichst schnell erfüllt werden.

- „Feuer“: Alle Schüler rennen in die Hallenecken.
- „Wasser“: Alle Schüler suchen einen Partner, der sie trägt.
- „Blitz“: Alle Schüler legen sich schnell auf den Boden.

Wer die Aufgabe als Letzter erfüllt, scheidet für die nächste Runde aus.

Danach laufen alle restlichen Schüler wieder bis zum nächsten Zuruf durch die Halle.

Bernd Wehren: Der Fitness-Führerschein · Best.-Nr. 746
© Brigg Pädagogik Verlag GmbH, Augsburg

Aufwärm- und Abschluss-Spiele ohne Material

Katze und Königsmaus

Im Klassenverband
Spieldauer: pro Runde 1 Minute

Der Lehrer sucht einen freiwilligen Fänger aus: die Katze.
Die Katze geht für einen kurzen Moment aus der Halle. Währenddessen bestimmt der Lehrer eine freiwillige Königsmaus aus allen restlichen Mäusen.
Die Katze muss versuchen, so viele Mäuse wie möglich zu fangen, und hoffen, dass sie zufällig auch die Königsmaus fängt. Gelingt ihr das in einer Minute, hat die Katze gewonnen. Wird die Königsmaus nicht gefangen, haben alle Mäuse gewonnen.
Gefangene Mäuse setzen sich bis zum Spielende auf die Bank.

Aufwärm- und Abschluss-Spiele ohne Material

Sanitäter

Im Klassenverband
Spieldauer: pro Runde 2 Minuten

Der Lehrer sucht einen freiwilligen Fänger aus und bestimmt ein kleines, durch Linien markiertes Feld am Hallenrand (= Krankenhaus).
Wer vom Fänger berührt wird, legt sich „verletzt“ auf den Hallenboden und ruft laut: „Sanitäter!“
Nun tragen vier freie Läufer den Verletzten ins „Krankenhaus“. Dabei fasst jeder einen Arm oder ein Bein an. Die vier Helfer dürfen dabei nicht gefangen werden. Der Verletzte ist danach wieder geheilt und frei.
Nach 2 Minuten wird ein neuer Fänger bestimmt.

Aufwärm- und Abschluss-Spiele ohne Material

Linienlaufen

Im Klassenverband
Spieldauer: 3–5 Minuten

Alle Schüler laufen auf den Linien des Hallenbodens.
Auf Zuruf des Lehrers laufen alle Schüler rückwärts, seitwärts, im Hopserlauf, langsam, schnell usw.
Wer eine Linie verlässt, muss eine kurze Pause machen.

Aufwärm- und Abschluss-Spiele ohne Material

Kettenfangen

Im Klassenverband
Spieldauer: 5 Minuten

Der Lehrer sucht einen freiwilligen Fänger aus. Sobald der Fänger einen Schüler gefangen hat, halten sich beide an einer Hand. Nun fangen die zwei zusammen, bis sie wieder einen Schüler berührt haben.
So wächst die Kette und wird immer länger. Gewonnen haben die letzten fünf nicht gefangenen Schüler.

Bernd Wehren: Der Fitness-Führerschein · Best.-Nr. 746
© Brigg Pädagogik Verlag GmbH, Augsburg

Aufwärm- und Abschluss-Spiele ohne Material

Kreisrennen

2–4 gleich große Gruppen bilden
Spieldauer: 4–6 Minuten

Jede Gruppe stellt sich im Kreis auf. Jeder Schüler einer Gruppe erhält eine Nummer, sodass in jeder Kreisgruppe ein Schüler die Nummer 1 usw. hat.
Der Lehrer oder übrig gebliebene Schüler rufen eine Nummer. Die Schüler mit der jeweiligen Nummer laufen um ihren Kreis.
Die Kreisgruppe, dessen Läufer als Erster wieder auf seinem Platz steht, erhält einen Punkt Wer schafft 3, 5 oder sogar 8 Punkte?

Aufwärm- und Abschluss-Spiele ohne Material

Schwarz und Weiß

2 Gruppen bilden
Spieldauer: 5 Minuten

Die Gruppen „Schwarz“ und „Weiß“ sitzen Rücken an Rücken auf der Mittellinie. Der Lehrer ruft nun „Schwarz!“ oder „Weiß!“.
Die genannte Gruppe verfolgt die andere Gruppe bis zu deren Hallenwand. Alle, die bis zur Hallenwand berührt worden sind, gehören danach zur anderen Gruppe.
Alle setzen sich wieder Rücken an Rücken auf die Mittellinie und der Lehrer ruft wieder „Schwarz!“ oder „Weiß!“.

Aufwärm- und Abschluss-Spiele ohne Material

Staffellauf

3–6 gleich große Gruppen bilden
Spieldauer: pro Runde 3 Minuten

Die Gruppen stellen sich nebeneinander vor eine schmale Hallenwand.
Auf ein Startzeichen des Lehrers hin rennen die ersten Läufer jeder Gruppe zur gegenüberliegenden Hallenwand und wieder zurück, schlagen beim zweiten Läufer ab, der dann ebenfalls hin- und zurückrennt usw.
Gewonnen hat die Gruppe, dessen letzter Läufer als Erster wieder am Start ankommt.

Aufwärm- und Abschluss-Spiele ohne Material

Schattenlaufen

Paare bilden
Spieldauer: pro Runde 1 Minute

Die Schüler laufen zu zweit durcheinander.
Der Vordermann gibt Lauftempo, Laufart und Richtungen vor; der Hintermann ahmt diese nach.
Nach einer Minute wechseln die beiden Läufer die Positionen.

Bernd Wehren: Der Fitness-Führerschein · Best.-Nr. 746
© Brigg Pädagogik Verlag GmbH, Augsburg

Stationspass für den Fitness-Führerschein

von ______________________________

für die ☐ bronzenen ☐ silbernen ☐ goldenen Fitness-Übungen

Schreibe die Karten-Nummer der jeweiligen Fitness-Übung auf. Lass einen Mitschüler bewerten, ob du die Fitness-Übung a) bewegungsrichtig durchgeführt hast und b) wie deine Leistung war. Er malt dann das entsprechende Lachgesicht für dich aus.

Ausdauer	Beweglichkeit	Kraft	Schnelligkeit	Koordination
Karten- Nummer: ______ Bewertung der Fitness-Übung:	Karten- Nummer: ______ Bewertung der Fitness-Übung:	Karten- Nummer: ______ Bewertung der Fitness-Übung:	Karten- Nummer: ______ Bewertung der Fitness-Übung:	Karten- Nummer: ______ Bewertung der Fitness-Übung:
Karten- Nummer: ______ Bewertung der Fitness-Übung:	Karten- Nummer: ______ Bewertung der Fitness-Übung:	Karten- Nummer: ______ Bewertung der Fitness-Übung:	Karten- Nummer: ______ Bewertung der Fitness-Übung:	Karten- Nummer: ______ Bewertung der Fitness-Übung:
Karten- Nummer: ______ Bewertung der Fitness-Übung:	Karten- Nummer: ______ Bewertung der Fitness-Übung:	Karten- Nummer: ______ Bewertung der Fitness-Übung:	Karten- Nummer: ______ Bewertung der Fitness-Übung:	Karten- Nummer: ______ Bewertung der Fitness-Übung:
Karten- Nummer: ______ Bewertung der Fitness-Übung:	Karten- Nummer: ______ Bewertung der Fitness-Übung:	Karten- Nummer: ______ Bewertung der Fitness-Übung:	Karten- Nummer: ______ Bewertung der Fitness-Übung:	Karten- Nummer: ______ Bewertung der Fitness-Übung:
Karten- Nummer: ______ Bewertung der Fitness-Übung:	Karten- Nummer: ______ Bewertung der Fitness-Übung:	Karten- Nummer: ______ Bewertung der Fitness-Übung:	Karten- Nummer: ______ Bewertung der Fitness-Übung:	Karten- Nummer: ______ Bewertung der Fitness-Übung:
Karten- Nummer: ______ Bewertung der Fitness-Übung:	Karten- Nummer: ______ Bewertung der Fitness-Übung:	Karten- Nummer: ______ Bewertung der Fitness-Übung:	Karten- Nummer: ______ Bewertung der Fitness-Übung:	Karten- Nummer: ______ Bewertung der Fitness-Übung:

Bernd Wehren: Der Fitness-Führerschein · Best.-Nr. 746
© Brigg Pädagogik Verlag GmbH, Augsburg

Klassenliste zum Abhaken der Fitness-Führerschein-Prüfungen

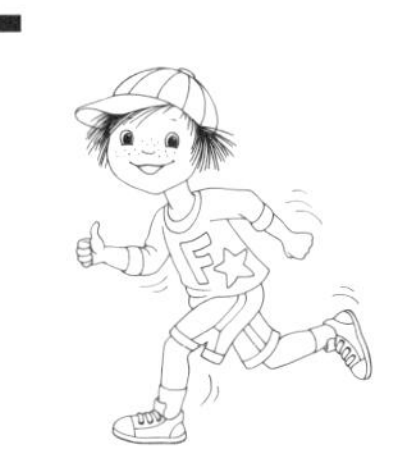

(Sie können auch Noten, Tipps, Stärken und Schwächen in die Tabelle eintragen.)

Name	Bronzene Generalprobe	Bronzene Prüfung	Silberne Generalprobe	Silberne Prüfung	Goldene Generalprobe	Goldene Prüfung

Bernd Wehren: Der Fitness-Führerschein · Best.-Nr. 746
© Brigg Pädagogik Verlag GmbH, Augsburg

Bronzener Fitness-Führerschein: Ausdauer

Schlangenlaufen

Joggt mit einem Partner oder mit der ganzen Gruppe. Lauft hintereinander. Der letzte Läufer überholt die anderen, setzt sich an die Spitze und läuft weiter. Lauft nicht schnell, sondern lange: etwa 5 Minuten.

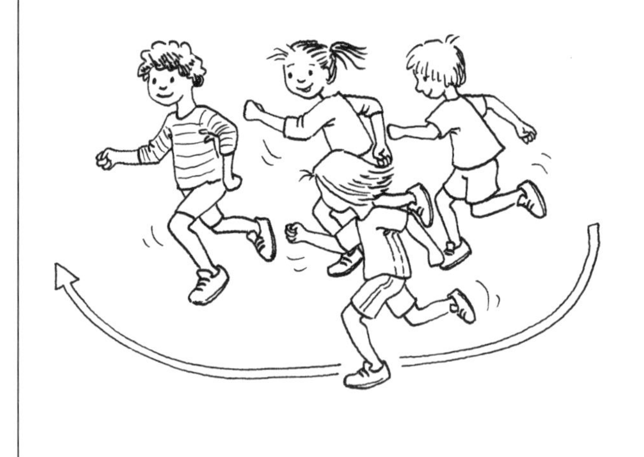

1

Bronzener Fitness-Führerschein: Ausdauer

Jogging-Spaziergang

Ein Kind joggt im Kreis, während sein Partner im Kreis spaziert. Wenn das Kind seinen Partner eingeholt hat, darf es spazieren. Nun joggt der Partner im Kreis, bis er das Kind eingeholt hat. Wechselt euch ein paar Mal ab. (Probiert es auch mit 3–4 Kindern.)

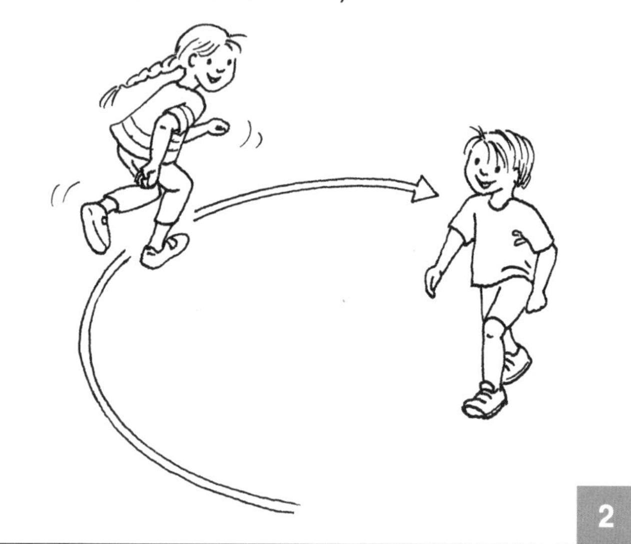

2

Bronzener Fitness-Führerschein: Ausdauer

Inselrennen

Jeder joggt mehrere Hallenrunden in seinem Tempo. Wenn ein Kind eine Pause braucht, ruht es sich im Mittelkreis – auf der „Insel" – aus und läuft nach der „Insel-Pause" locker weiter.

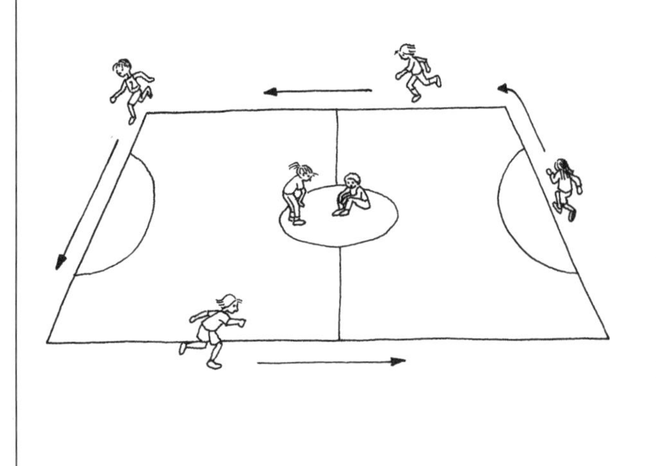

3

Bronzener Fitness-Führerschein: Ausdauer

Zeitschätzlauf

Ihr braucht eine Stoppuhr.

Ein Kind aus deiner Gruppe gibt ein Startzeichen und startet die Stoppuhr. Die anderen Kinder versuchen nun, eine vorher vereinbarte Zeit (z. B. 2 Minuten) so genau wie möglich zu laufen – im Kreis oder eine gerade Strecke mehrmals hin und her. Wer meint, die vereinbarte Zeit gelaufen zu sein, bleibt stehen.

Das Kind, das am genauesten „gelaufen" ist, darf als nächstes die Stoppuhr starten.

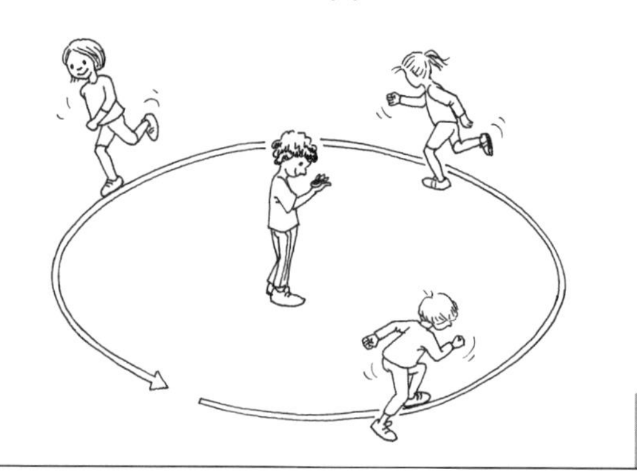

4

Bernd Wehren: Der Fitness-Führerschein · Best.-Nr. 746
© Brigg Pädagogik Verlag GmbH, Augsburg

Bronzener Fitness-Führerschein: Ausdauer

Bewegungslauf

Kind A aus deiner Laufgruppe läuft vorne und die anderen Kinder laufen hinterher. Kind A gibt eine Laufart vor, die die anderen nachmachen. Sobald ein anderes Kind eine andere Laufart vormachen möchte, läuft es nach vorne und die anderen Kinder machen die neue Laufart nach. Wenn alle Kinder deiner Laufgruppe einmal vorne gelaufen sind, macht ihr eine Gehpause.

Beispiele für Laufarten: rückwärts, seitwärts, krabbeln, hüpfen, im Zickzack, beidbeinig springen …

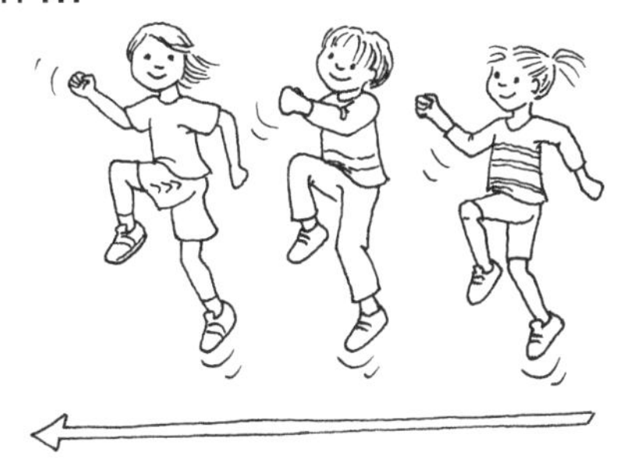

5

Bronzener Fitness-Führerschein: Ausdauer

Hindernislauf

Bildet eine 3er-, 4er- oder 5er-Gruppe. Lauft im Kreis oder zwischen zwei Wänden hin und her. Ein Kind hockt sich auf den Boden und macht sich dabei klein. Die anderen springen über das Hindernis. Danach steht das Kind wieder auf, läuft weiter und ein anderes Kind hockt sich auf den Boden. Wenn alle Kinder deiner Laufgruppe einmal auf dem Boden gehockt haben, macht ihr eine Gehpause.

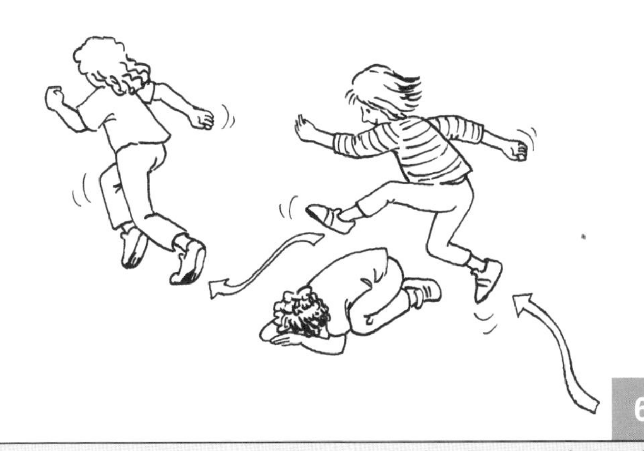

6

Bronzener Fitness-Führerschein: Beweglichkeit

Wadenmuskulatur dehnen – A

Presse die gesamte rechte Fußsohle fest auf den Boden. Stütze dich mit beiden Händen an der Wand ab und schiebe den Oberkörper nach vorne, bis du in der linken Wade einen leichten Zug verspürst. Halte diese Stellung für 30 Sekunden. Wechsele danach die Beine. Wiederhole die Übung 3–5-mal.

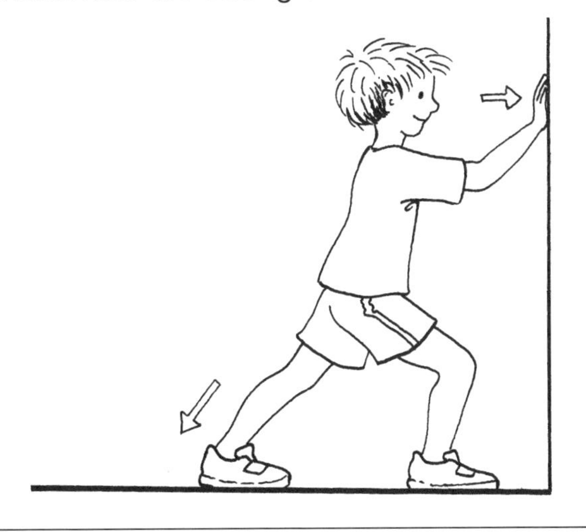

7

Bronzener Fitness-Führerschein: Beweglichkeit

Oberschenkel vorne dehnen – A

Ziehe den Fuß gegen das Gesäß. Stütze dich dabei mit einer Hand an einer Wand ab. Schiebe die Hüfte etwas nach vorne, wobei du gerade stehst. Halte diese Stellung für 30 Sekunden. Wechsele danach die Beine. Wiederhole die Übung 3–5-mal.

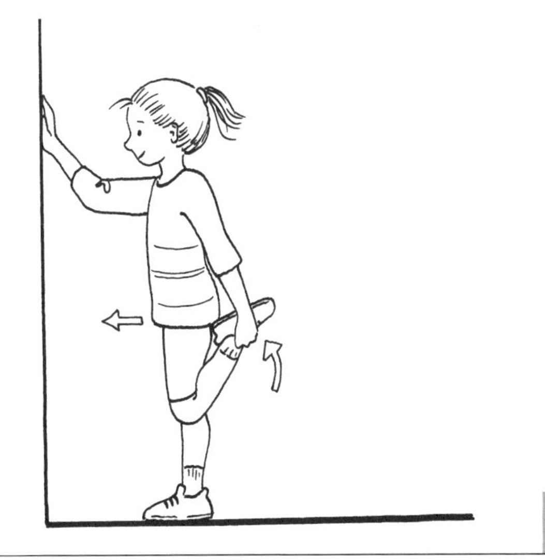

8

Bernd Wehren: Der Fitness-Führerschein · Best.-Nr. 746
© Brigg Pädagogik Verlag GmbH, Augsburg

Bronzener Fitness-Führerschein: Beweglichkeit

Hüftmuskulatur innen dehnen

Spreize deine Beine, strecke ein Bein zur Seite und halte die Hände in der Hüfte. Schiebe das Becken schräg nach unten, bis du innen im Oberschenkel des gestreckten Beines einen leichten Zug verspürst. Halte diese Stellung für 30 Sekunden. Wechsele danach die Beine.
Wiederhole die Übung 3–5-mal.

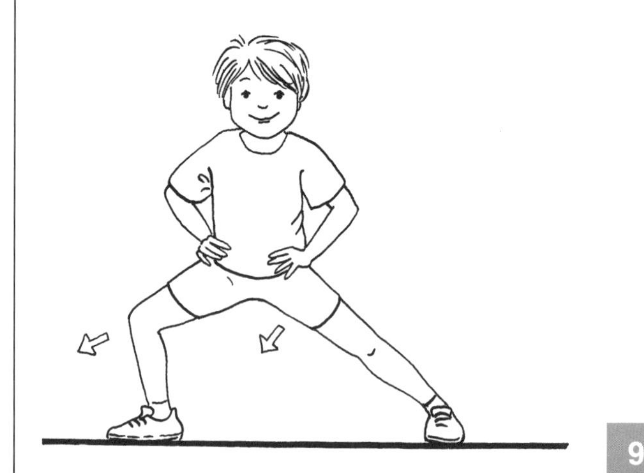

9

Bronzener Fitness-Führerschein: Beweglichkeit

Hüftmuskulatur vorne dehnen

Knie dich auf den Boden, stelle ein Bein nach vorne und den Fuß auf den Boden. Drücke die Hüfte abwärts nach vorne, bis du in der Hüfte einen leichten Zug verspürst. Halte diese Stellung für 30 Sekunden. Wechsele danach die Beine.
Wiederhole die Übung 3–5-mal.

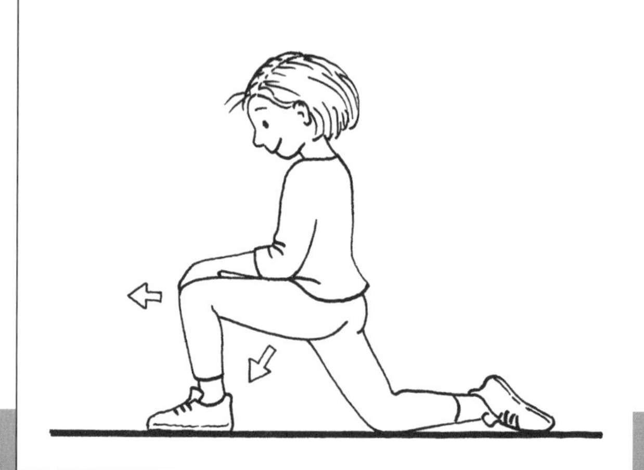

10

Bronzener Fitness-Führerschein: Beweglichkeit

Oberarmmuskulatur hinten dehnen

Verschränke deinen rechten Arm hinter deinem Kopf. Die linke Hand drückt den rechten Ellbogen nahe am Kopf nach hinten bis du im rechten Oberarm einen leichten Zug verspürst. Halte diese Stellung für 30 Sekunden. Wechsele danach die Arme.
Wiederhole die Übung 3–5-mal.

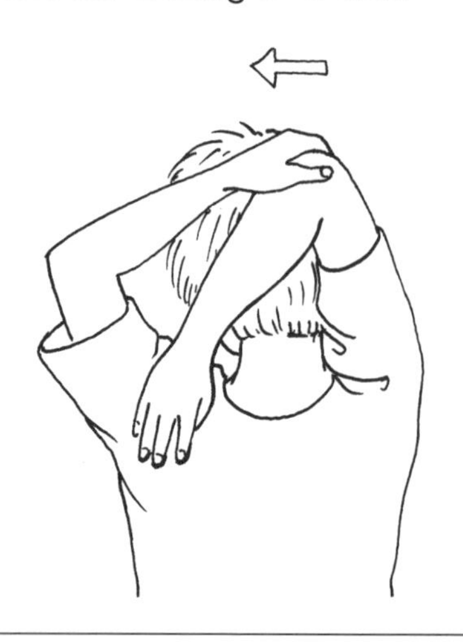

11

Bronzener Fitness-Führerschein: Beweglichkeit

Rumpfmuskulatur seitlich dehnen

Überkreuze deine Beine und beuge deinen Oberkörper zu einer Seite. Ziehe ihn verstärkt mithilfe deiner Arme zu dieser Seite hin. Schiebe gleichzeitig deine Hüfte in die Gegenrichtung, bis du einen leichten Zug an der Oberkörperseite verspürst. Halte diese Stellung für 30 Sekunden. Beuge dich danach in die andere Richtung.
Wiederhole die Übung 3–5-mal.

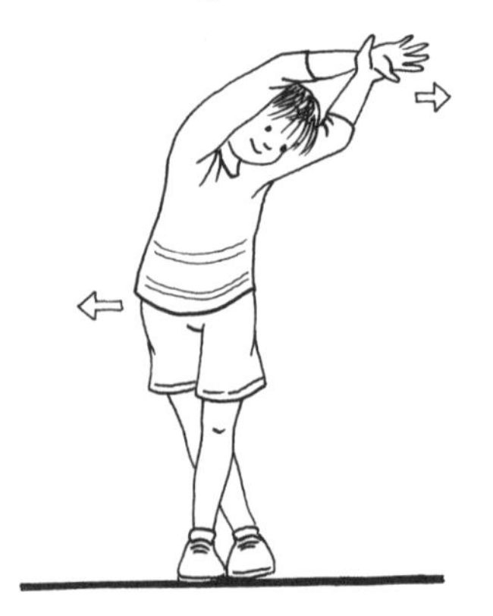

12

Bernd Wehren: Der Fitness-Führerschein · Best.-Nr. 746
© Brigg Pädagogik Verlag GmbH, Augsburg

Bronzener Fitness-Führerschein: Kraft

Sprungkraft-Übungen

Ihr braucht 4–6 Reifen, 4–6 Seilchen, eine Weichbodenmatte. Wählt:

A: Springt 2–3-mal mit beiden Beinen durch die Reifen, die auf dem Boden liegen.

B: Springt 10-mal den Hampelmannsprung auf der Weichbodenmatte.

C: Springt mit beiden Beinen aus dem Stand ab und berührt die Wand am höchsten Punkt.

D: Springt in der Hocke über die Seilchen.

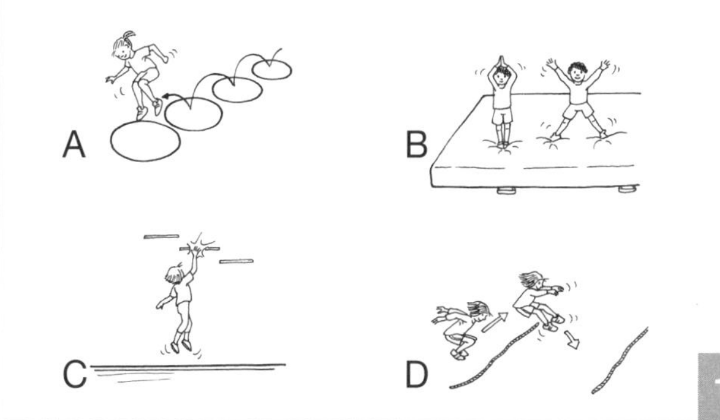

13

Bronzener Fitness-Führerschein: Kraft

Schwungkraft-Übungen

Ihr braucht Ringe, Tau, Matten und einen Barren. Wählt:

A: Schwingt an den Ringen hin und her.

B: Schwingt so an den Ringen, dass ihr euch dreht.

C: Schwingt am Tau hin und her, ohne den Boden oder die Matten zu berühren.

D: Bewegt euch am Barren.

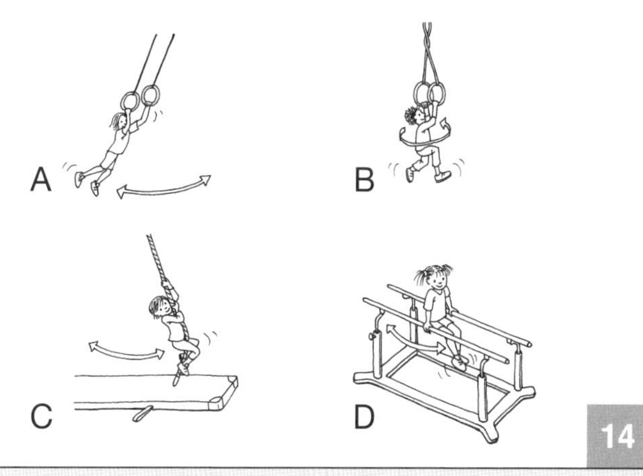

14

Bronzener Fitness-Führerschein: Kraft

Schieb- und Zieh-Übungen

Ihr braucht mehrere Teppichfliesen, Seilchen und Seilchen. Wählt:

Schiebt, zieht und lauft, wie auf den Bildern zu sehen ist.

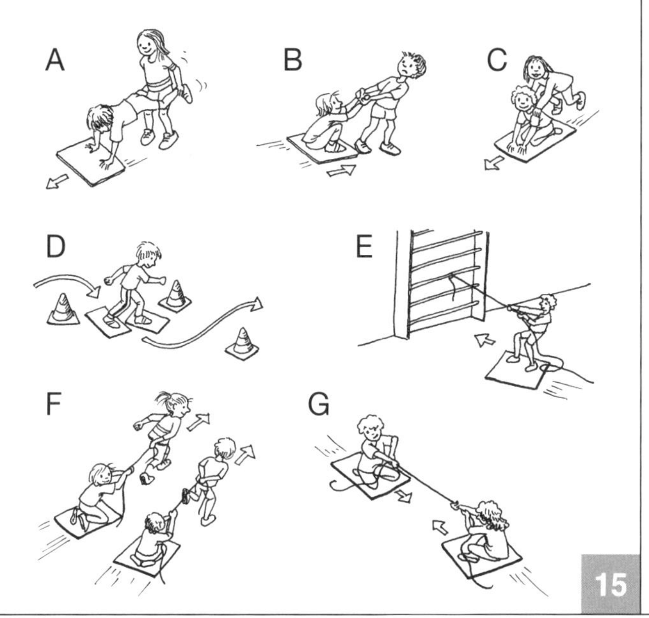

15

Bronzener Fitness-Führerschein: Kraft

Rollbrett-Übungen

Ihr braucht ein Rollbrett und mehrere Hütchen. Wählt:

A: Fahre mit dem Rollbrett hin und zurück.

B. Fahre mit dem Rollbrett durch den Slalom.

C: Nimm Anlauf mit dem Rollbrett und lass dich ab den Hütchen ausrollen. Wer rollt am weitesten?

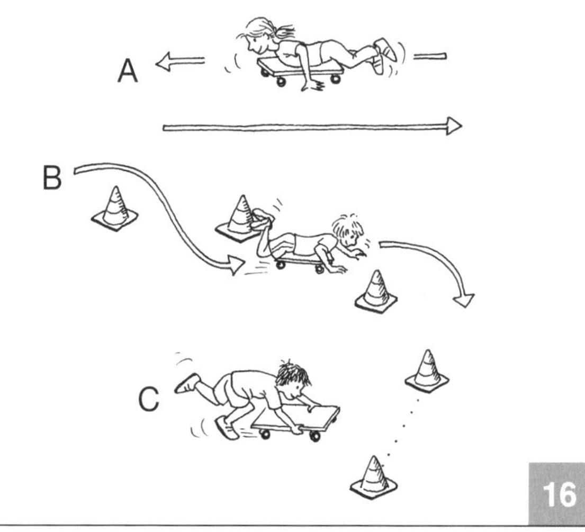

16

Bernd Wehren: Der Fitness-Führerschein · Best.-Nr. 746
© Brigg Pädagogik Verlag GmbH, Augsburg

Bronzener Fitness-Führerschein: Kraft

Kraft-Kämpfe – A

Ihr braucht einen Ball und eine Matte. Wählt:

A: Zwei Kinder versuchen, sich gegenseitig über eine Linie zu ziehen.

B: Zwei Kinder halten gemeinsam einen Ball und versuchen, ihn an sich zu reißen.

C: Zwei Kinder sitzen Rücken an Rücken, die Arme eingehakt, und versuchen, den anderen von der Matte zu schieben.

D: Ausgangsstellung wie bei C, die Kinder versuchen sich gemeinsam hochzudrü-cken.

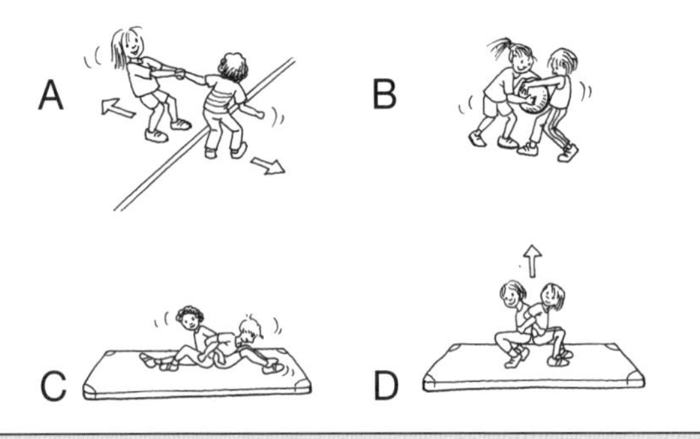

17

Bronzener Fitness-Führerschein: Kraft

Kraft-Kämpfe – B

Ihr braucht eine Matte. Wählt:

A: Zwei sich gegenüber sitzende Kinder versuchen, die Füße des anderen auf die Matte zu drücken.

B: Kind 1 versucht Kind 2 am Verlassen der Matte zu hindern.

C: Zwei Kinder in Hockstellung versuchen, den anderen umzuschubsen.

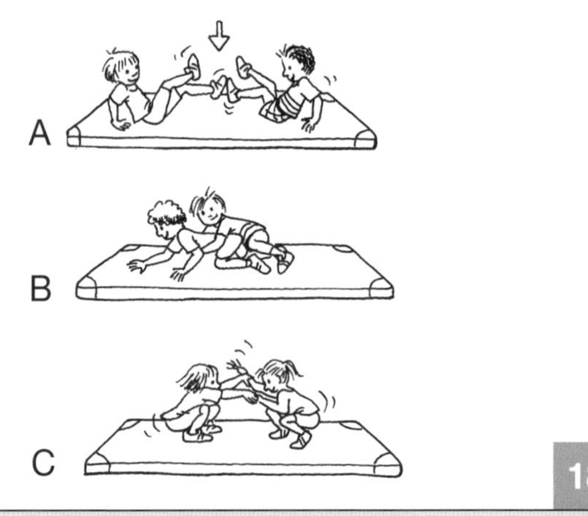

18

Bronzener Fitness-Führerschein: Schnelligkeit

Schnell über den Fluss

Ihr braucht vier Teppichfliesen und Seilchen. Zwei Kinder bekommen je zwei Teppichflie-sen. Auf ein Startsignal hin versuchen beide Kinder, über den „Fluss" von A nach B zu gelangen. Dabei dürfen sie sich nur auf den Fliesen vorwärtsbewegen.
Wer ist als Erster auf der anderen Flussseite?

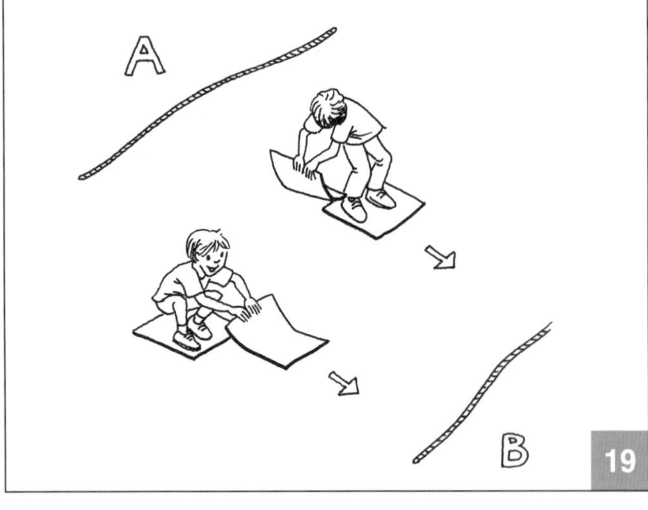

19

Bronzener Fitness-Führerschein: Schnelligkeit

Schneller Ballhüpfer

Ihr braucht Tennis- oder Gymnastikbälle und Hütchen.
Jeder steckt einen Ball zwischen seine Unter-schenkel und hält ihn so fest. Hüpft nun mit dem Ball eine bestimmte Strecke hin und zurück.
Hüpft auch gegeneinander. Wer ist schneller?

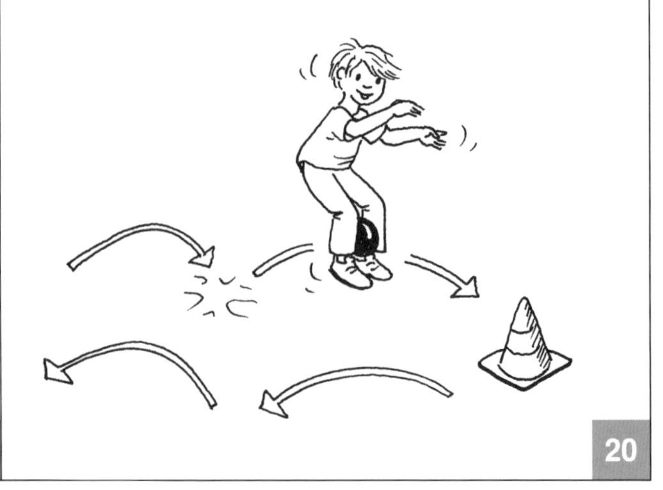

20

Bernd Wehren: Der Fitness-Führerschein · Best.-Nr. 746
© Brigg Pädagogik Verlag GmbH, Augsburg

Bronzener Fitness-Führerschein: Schnelligkeit

Schneller Reifen

Ihr braucht vier Reifen und Hütchen.

Zwei Kinder bekommen je zwei Reifen. Auf ein Startsignal hin versuchen beide Kinder, hin- und zurückzugelangen. Dabei dürfen sie sich nur innerhalb der Reifen vorwärtsbewegen. Wer ist als Erster im Ziel?

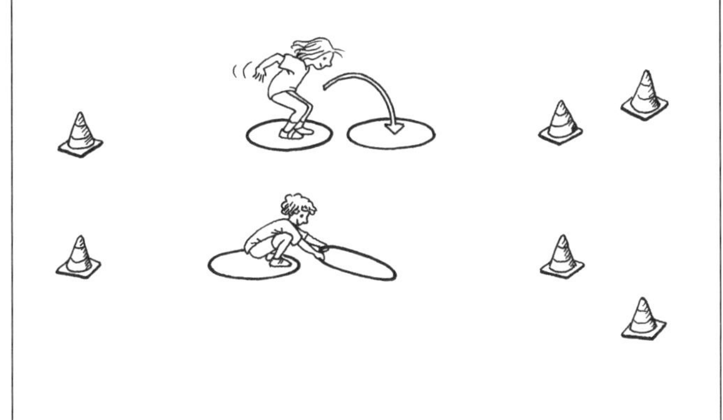

21

Bronzener Fitness-Führerschein: Schnelligkeit

Schneller Bodenputzer

Ihr braucht zwei Teppichfliesen und Hütchen.

Zwei Kinder bekommen je eine Fliese. Auf ein Startsignal hin versuchen beide Kinder, hin- und zurückzugelangen. Dabei müssen sie ihre Hände stets auf der Fliese halten. Wer ist als Erster wieder zurück?

Denkt euch weitere „Bodenputzer-Arten" aus und zeigt sie den anderen.

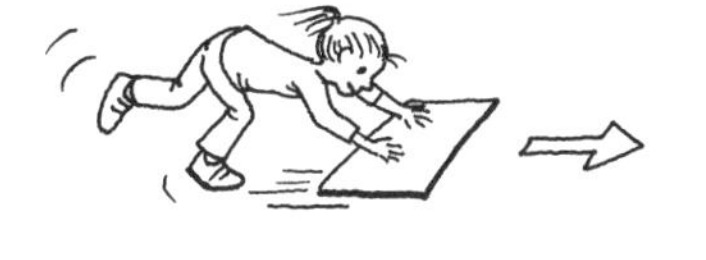

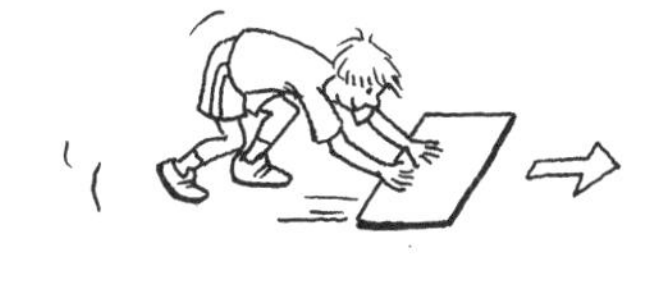

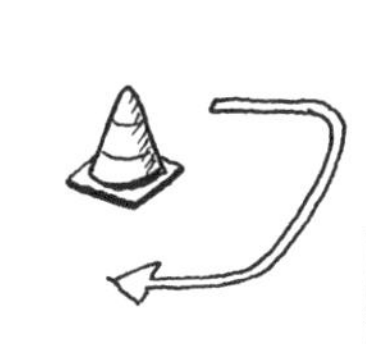

22

Bronzener Fitness-Führerschein: Schnelligkeit

Schnelles Wagenrennen

Ihr braucht zwei Teppichfliesen, zwei Seilchen und mehrere Hütchen.

Bildet Gruppen von 2–3 Kindern. Jede Gruppe bekommt eine Fliese und ein Seilchen. Ein Kind hockt sich auf die Fliese und wird von 1–2 Kindern gezogen.

Auf ein Startsignal hin versuchen beide Gruppen, die auf der anderen Kreisseite startende Gruppe einzuholen.

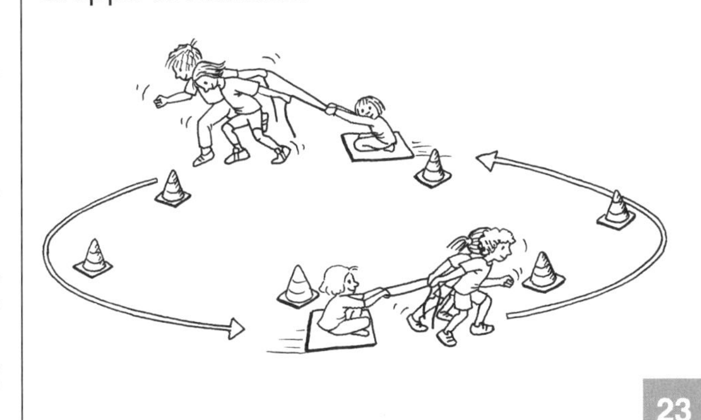

23

Bronzener Fitness-Führerschein: Schnelligkeit

Schnelles Rollbrett

Ihr braucht zwei Rollbretter und Hütchen.

Zwei Kinder fahren auf dem Rollbrett gegeneinander hin und zurück. Wer ist schneller? Fahrt „jeder gegen jeden".

Denkt euch weitere „Rollbrett-Strecken" aus und zeigt sie den anderen.

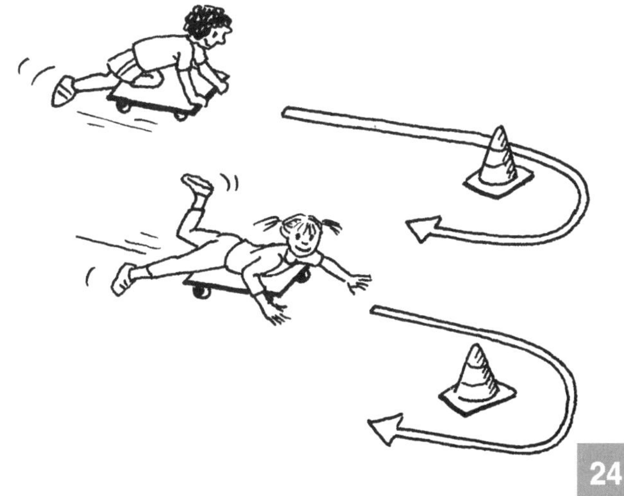

24

Bernd Wehren: Der Fitness-Führerschein · Best.-Nr. 746
© Brigg Pädagogik Verlag GmbH, Augsburg

Bronzener Fitness-Führerschein: Koordination

Seilchen-Balancierer

Ihr braucht mehrere Seilchen.
Balanciert auf verschiedenen Seilchen-Strecken: Seilchen-Kreis, Seilchen-Schlange, Seilchen-Quadrat …
Wer bleibt auf den Seilchen?

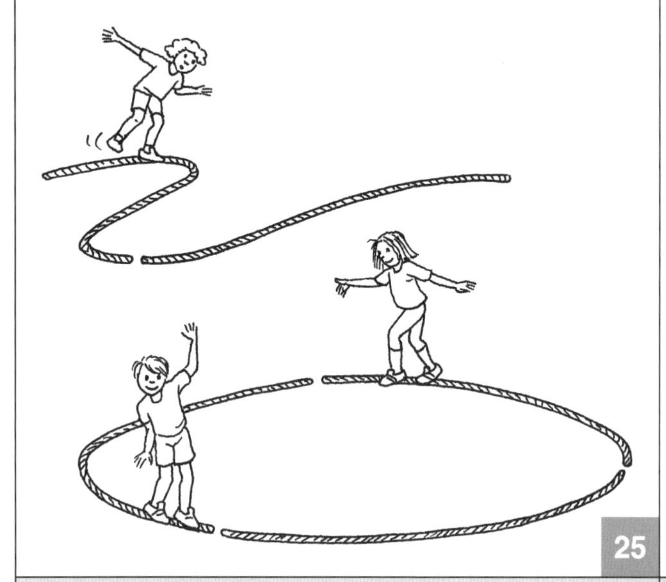

25

Bronzener Fitness-Führerschein: Koordination

Ball-Werfer und Ball-Fänger

Ihr braucht verschiedene Bälle.
Werft euch einen Ball zu: im hohen Bogen, als Aufsetzer, in verschiedenen Abständen, im Kreis ...
Wer kann gut werfen und fangen?

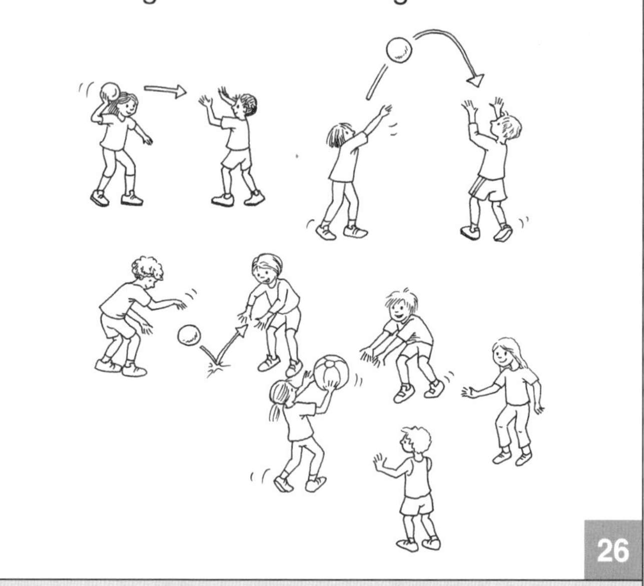

26

Bronzener Fitness-Führerschein: Koordination

Ball-Akrobat

Ihr braucht verschiedene Bälle.
Welche dieser Kunststücke könnt ihr mit den Bällen nachmachen? Wechselt euch ab.
Denkt euch weitere „Ball-Akrobat-Übungen“ aus und zeigt sie den anderen.

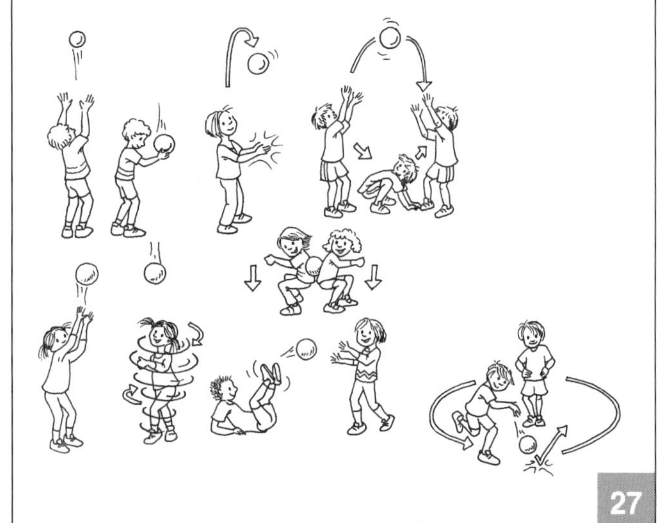

27

Bronzener Fitness-Führerschein: Koordination

Ball gegen die Wand

Ihr braucht verschiedene Bälle.
Prellt einen Ball, werft ihn gegen eine Wand, lasst ihn aufsetzen und fangt ihn dann wieder.
Denkt euch weitere „Ball gegen die Wand“-Kunststücke aus und zeigt sie den anderen.

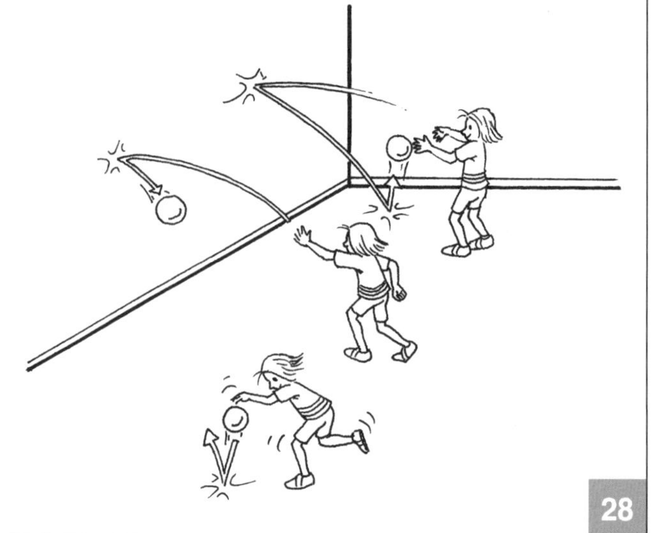

28

Bernd Wehren: Der Fitness-Führerschein · Best.-Nr. 746
© Brigg Pädagogik Verlag GmbH, Augsburg

Bronzener Fitness-Führerschein: Koordination

Ball in den Reifen

Ihr braucht verschiedene Bälle und Reifen.
Werft euch zu zweit die Bälle zu, indem ihr sie als Aufsetzer in einen Reifen tippen lasst. Wie oft schafft ihr das?
Denkt euch weitere „Reifen-Kunststücke“ mit dem Ball aus und zeigt sie den anderen.

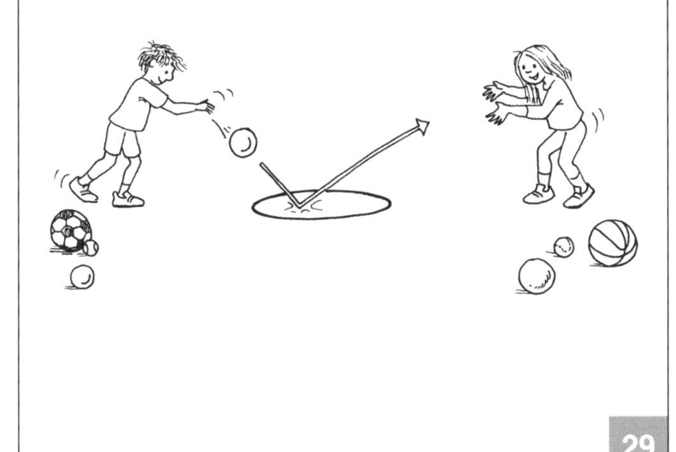

29

Bronzener Fitness-Führerschein: Koordination

Ball in die Reifenschlange

Ihr braucht einen Ball und viele Reifen.
Lauft neben der „Reifenschlange“ her und prellt dabei den Ball jeweils einmal in einen Reifen.
Baut mit mehreren Kindern zwei Reifenschlangen auf und prellt und lauft gegeneinander. Wer ist am schnellsten?
Denkt euch weitere „Reifenschlangen-Übungen“ aus und zeigt sie den anderen.

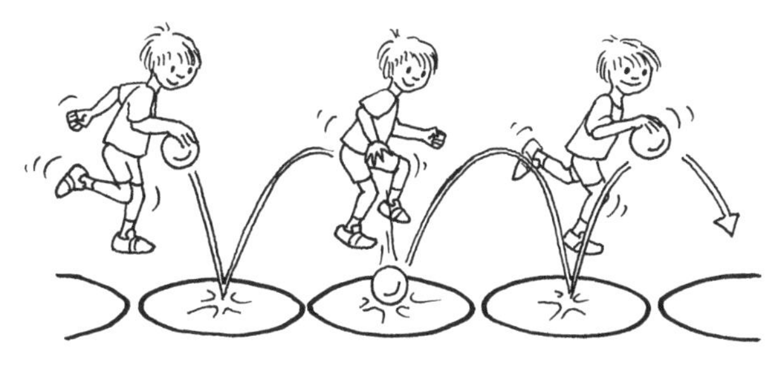

30

So, jetzt bist du fit für die Generalprobe zum bronzenen Fitness-Führerschein!

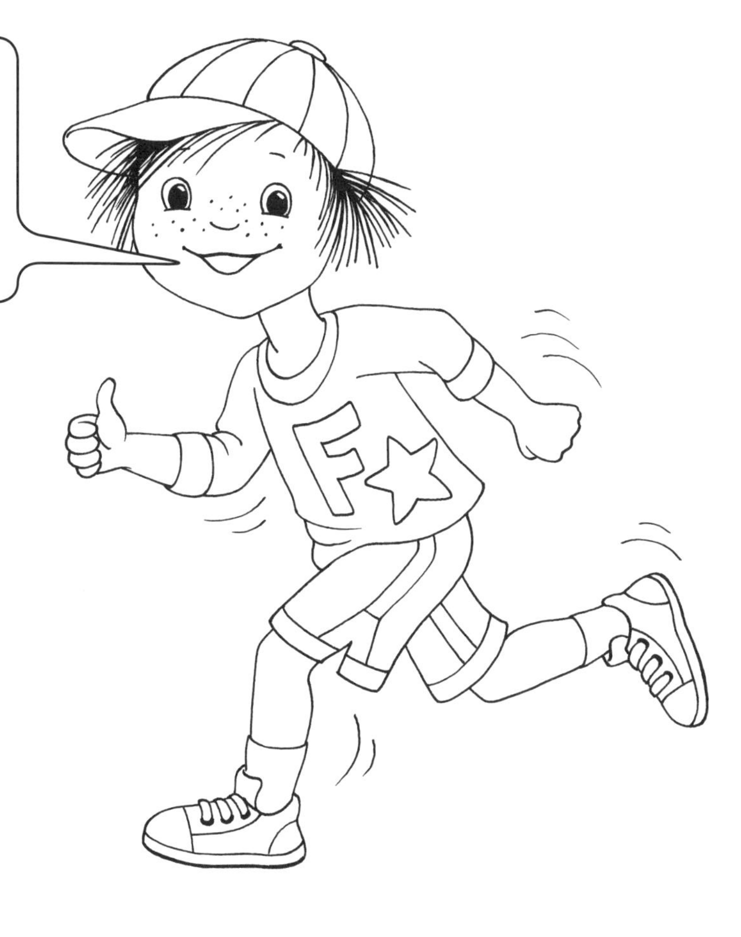

Bernd Wehren: Der Fitness-Führerschein · Best.-Nr. 746
© Brigg Pädagogik Verlag GmbH, Augsburg

Generalprobe: Bronzener Fitness-Führerschein

Name: ______________________________

Wähle A oder B bei jedem Fitness-Bereich neu.

A: Ausdauer

Jogging-Spaziergang

Ein Kind joggt im Kreis, während sein Partner im Kreis spaziert. Wenn das Kind seinen Partner eingeholt hat, darf es spazieren. Nun joggt der Partner im Kreis, bis er das Kind eingeholt hat. Wechselt euch ein paar Mal ab. (Probiert es auch mit 3–4 Kindern.)

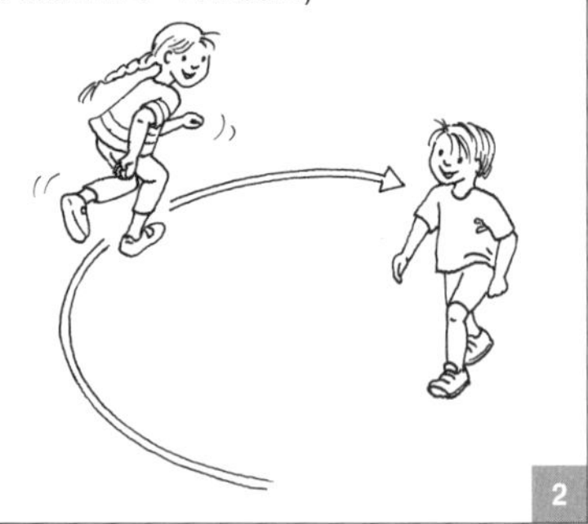

2

Bewertung durch Mitschüler

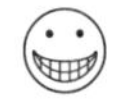    

A: Beweglichkeit

Wadenmuskulatur dehnen – A

Presse die gesamte rechte Fußsohle fest auf den Boden. Stütze dich mit beiden Händen an der Wand ab und schiebe den Oberkörper nach vorne, bis du in der linken Wade einen leichten Zug verspürst. Halte diese Stellung für 30 Sekunden. Wechsele danach die Beine. Wiederhole die Übung 3–5-mal.

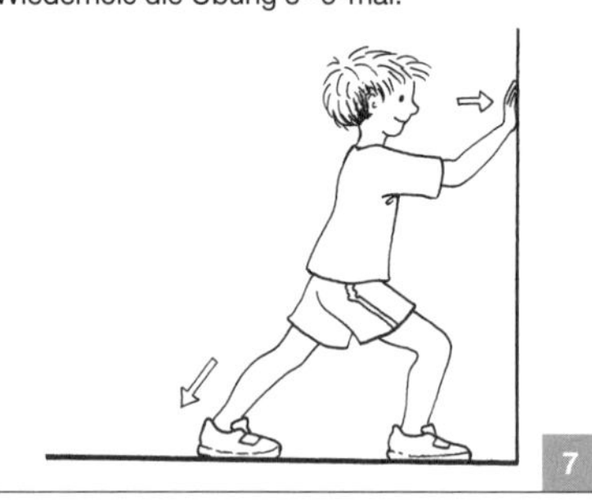

7

Bewertung durch Mitschüler

A: Kraft

Sprungkraft-Übungen

Ihr braucht 4–6 Reifen, 4–6 Seilchen, eine Weichbodenmatte. Wählt:

A: Springt 2–3-mal mit beiden Beinen durch die Reifen, die auf dem Boden liegen.
B: Springt 10-mal den Hampelmannsprung auf der Weichbodenmatte.
C: Springt mit beiden Beinen aus dem Stand ab und berührt die Wand am höchsten Punkt.
D: Springt in der Hocke über die Seilchen.

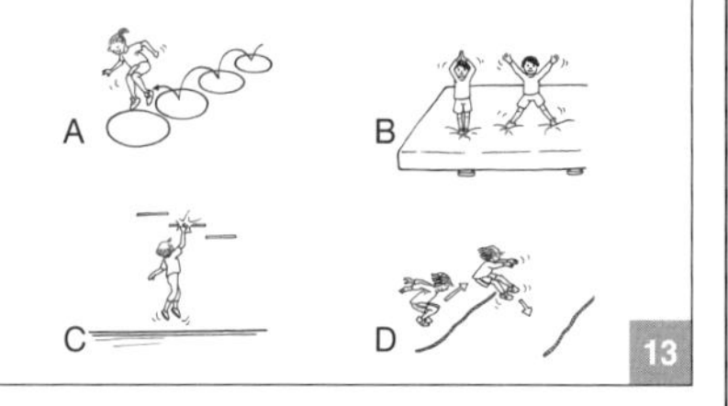

13

Bewertung durch Mitschüler

B: Ausdauer

Hindernislauf

Bildet eine 3er-, 4er- oder 5er-Gruppe. Lauft im Kreis oder zwischen zwei Wänden hin und her. Ein Kind hockt sich auf den Boden und macht sich dabei klein. Die anderen springen über das Hindernis. Danach steht das Kind wieder auf, läuft weiter und ein anderes Kind hockt sich auf den Boden. Wenn alle Kinder deiner Laufgruppe einmal auf dem Boden gehockt haben, macht ihr eine Gehpause.

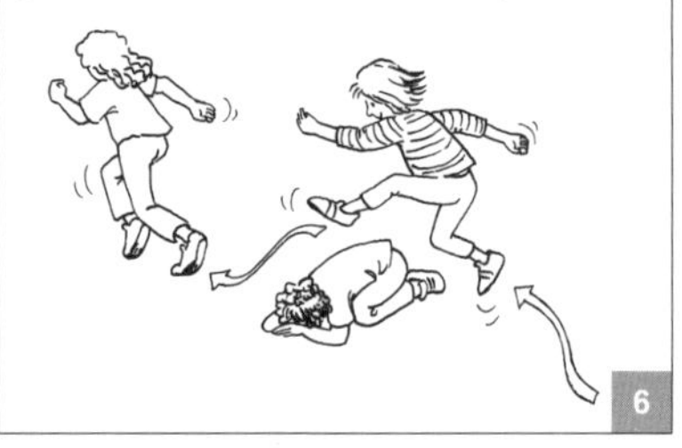

6

Bewertung durch Mitschüler

   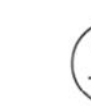 

B: Beweglichkeit

Oberschenkel vorne dehnen – A

Ziehe den Fuß gegen das Gesäß. Stütze dich dabei mit einer Hand an einer Wand ab. Schiebe die Hüfte etwas nach vorne, wobei du gerade stehst. Halte diese Stellung für 30 Sekunden. Wechsele danach die Beine. Wiederhole die Übung 3–5-mal.

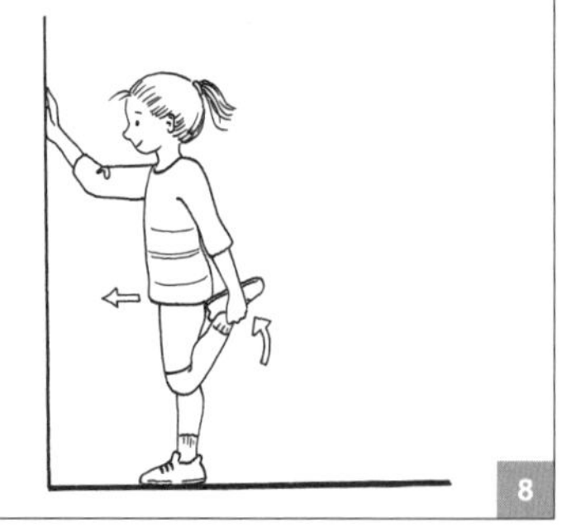

8

Bewertung durch Mitschüler

   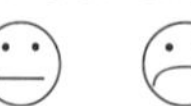

B: Kraft

Kraft-Kämpfe – A

Ihr braucht einen Ball und eine Matte. Wählt:

A: Zwei Kinder versuchen, sich gegenseitig über eine Linie zu ziehen.
B: Zwei Kinder halten gemeinsam einen Ball und versuchen, ihn an sich zu reißen.
C: Zwei Kinder sitzen Rücken an Rücken, die Arme eingehakt, und versuchen, den anderen von der Matte zu schieben.
D: Ausgangsstellung wie bei C, die Kinder versuchen sich gemeinsam hochzudrücken.

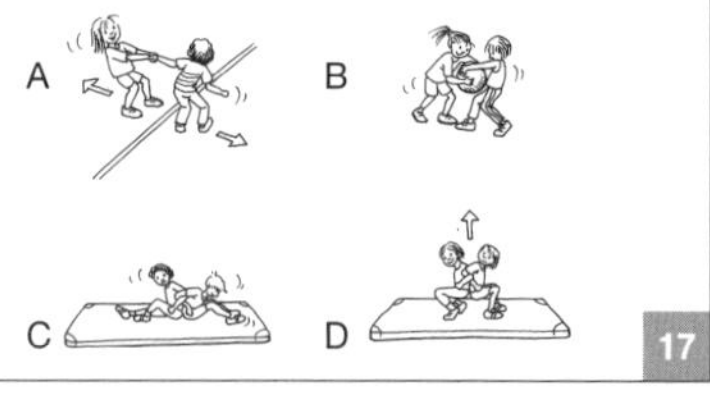

17

Bewertung durch Mitschüler

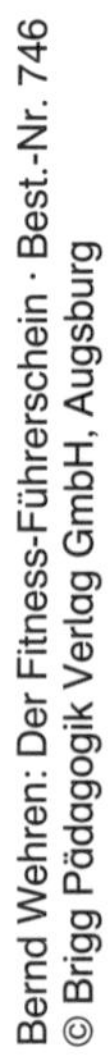
Bernd Wehren: Der Fitness-Führerschein · Best.-Nr. 746
© Brigg Pädagogik Verlag GmbH, Augsburg

Generalprobe: Bronzener Fitness-Führerschein

Name: ______________________________

Wähle A oder B bei jedem Fitness-Bereich neu.

A: Schnelligkeit

Schneller Reifen

Ihr braucht vier Reifen und Hütchen.
Zwei Kinder bekommen je zwei Reifen. Auf ein Startsignal hin versuchen beide Kinder, hin- und zurückzugelangen. Dabei dürfen sie sich nur innerhalb der Reifen vorwärtsbewegen.
Wer ist als Erster im Ziel?

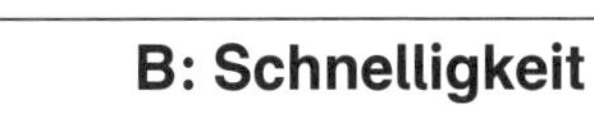

21

Bewertung durch Mitschüler

A: Koordination

Seilchen-Balancierer

Ihr braucht mehrere Seilchen.
Balanciert auf verschiedenen Seilchen-Strecken: Seilchen-Kreis, Seilchen-Schlange, Seilchen-Quadrat …
Wer bleibt auf den Seilchen?

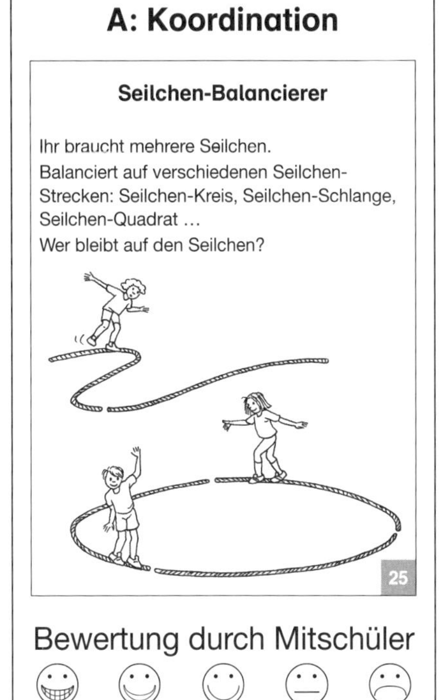

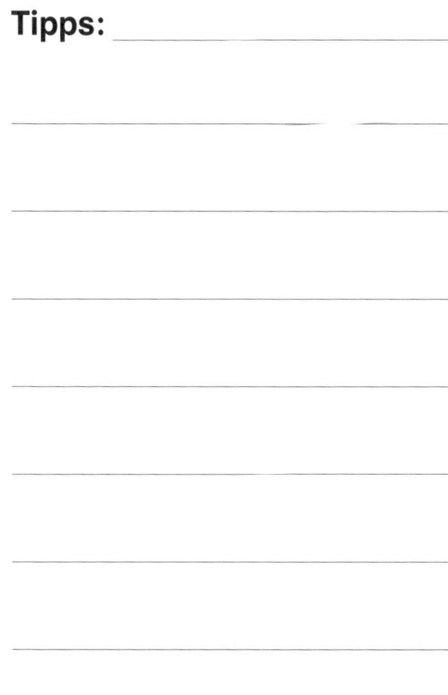

25

Bewertung durch Mitschüler

B: Schnelligkeit

Schneller Bodenputzer

Ihr braucht zwei Teppichfliesen und Hütchen.
Zwei Kinder bekommen je eine Fliese. Auf ein Startsignal hin versuchen beide Kinder, hin- und zurückzugelangen. Dabei müssen sie ihre Hände stets auf der Fliese halten. Wer ist als Erster wieder zurück?
Denkt euch weitere „Bodenputzer-Arten“ aus und zeigt sie den anderen.

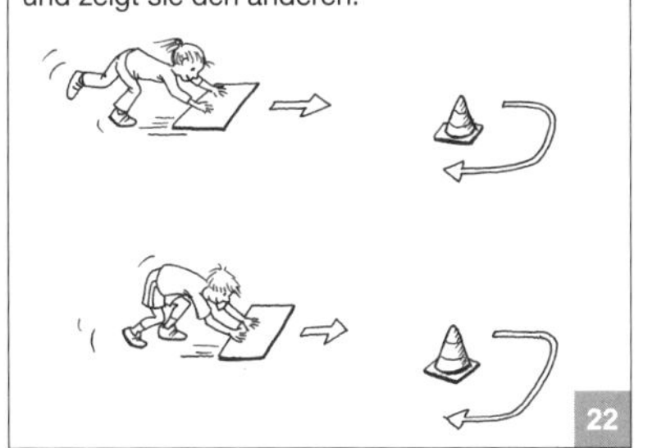

22

Bewertung durch Mitschüler

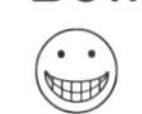    

B: Koordination

Ball-Werfer und Ball-Fänger

Ihr braucht verschiedene Bälle.
Werft euch einen Ball zu: im hohen Bogen, als Aufsetzer, in verschiedenen Abständen, im Kreis ...
Wer kann gut werfen und fangen?

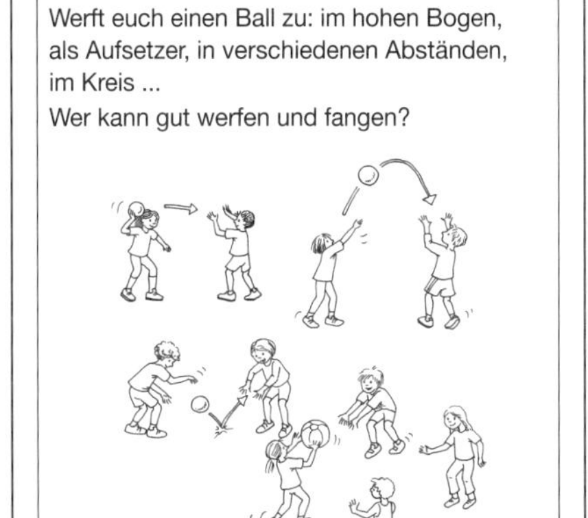

26

Bewertung durch Mitschüler

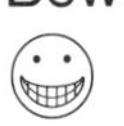 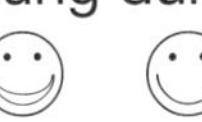  

Tipps: ______________________________

Bernd Wehren: Der Fitness-Führerschein · Best.-Nr. 746
© Brigg Pädagogik Verlag GmbH, Augsburg

Prüfung: Bronzener Fitness-Führerschein

Name: ______________________________

Wähle A oder B bei jedem Fitness-Bereich neu.

A: Ausdauer

Schlangenlaufen

Joggt mit einem Partner oder mit der ganzen Gruppe. Lauft hintereinander. Der letzte Läufer überholt die anderen, setzt sich an die Spitze und läuft weiter. Lauft nicht schnell, sondern lange: etwa 5 Minuten.

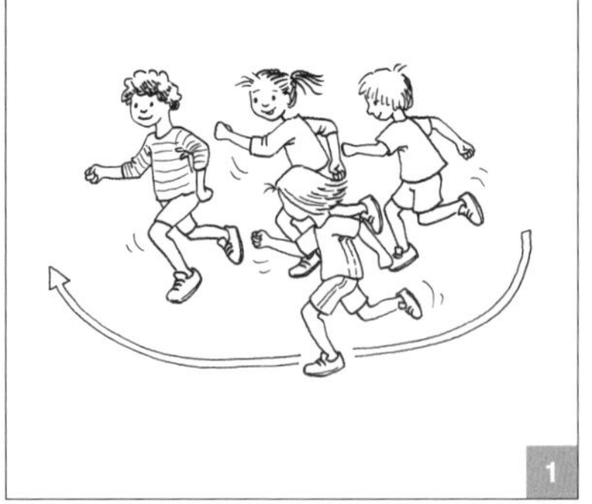

1

Bewertung durch Mitschüler

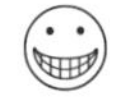    

A: Beweglichkeit

Hüftmuskulatur innen dehnen

Spreize deine Beine, strecke ein Bein zur Seite und halte die Hände in der Hüfte. Schiebe das Becken schräg nach unten, bis du innen im Oberschenkel des gestreckten Beines einen leichten Zug verspürst. Halte diese Stellung für 30 Sekunden. Wechsele danach die Beine. Wiederhole die Übung 3–5-mal.

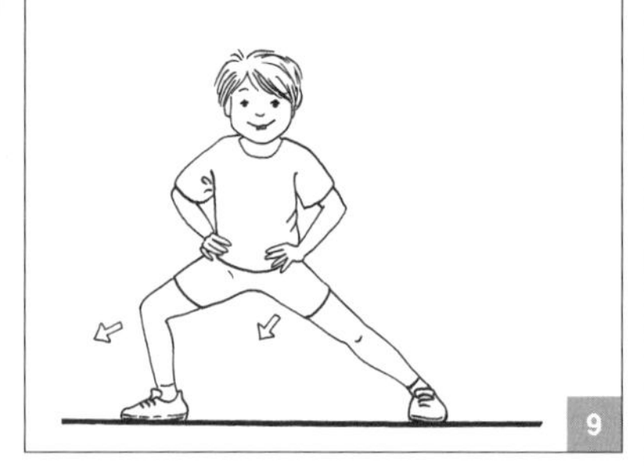

9

Bewertung durch Mitschüler

A: Kraft

Schieb- und Zieh-Übungen

Ihr braucht mehrere Teppichfliesen, Hütchen und Seilchen. Wählt:
Schiebt, zieht und lauft, wie auf den Bildern zu sehen ist.

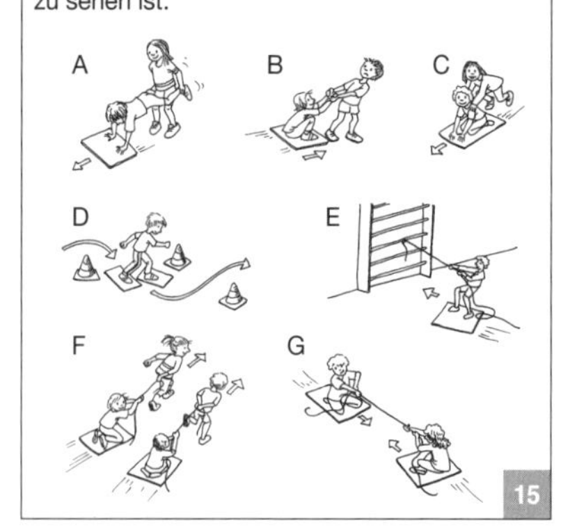

15

Bewertung durch Mitschüler

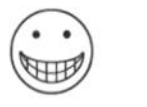  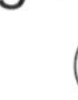  

B: Ausdauer

Bewegungslauf

Kind A aus deiner Laufgruppe läuft vorne und die anderen Kinder laufen hinterher. Kind A gibt eine Laufart vor, die die anderen nachmachen. Sobald ein anderes Kind eine andere Laufart vormachen möchte, läuft es nach vorne und die anderen Kinder machen die neue Laufart nach. Wenn alle Kinder deiner Laufgruppe einmal vorne gelaufen sind, macht ihr eine Gehpause.
Beispiele für Laufarten: rückwärts, seitwärts, krabbeln, hüpfen, im Zickzack, beidbeinig springen …

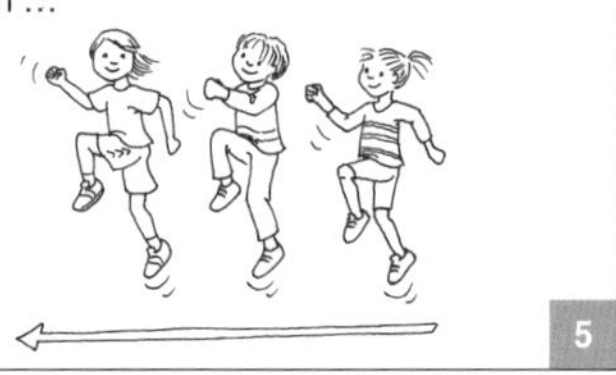

5

Bewertung durch Mitschüler

B: Beweglichkeit

Hüftmuskulatur vorne dehnen

Knie dich auf den Boden, stelle ein Bein nach vorne und den Fuß auf den Boden. Drücke die Hüfte abwärts nach vorne, bis du in der Hüfte einen leichten Zug verspürst. Halte diese Stellung für 30 Sekunden. Wechsele danach die Beine.
Wiederhole die Übung 3–5-mal.

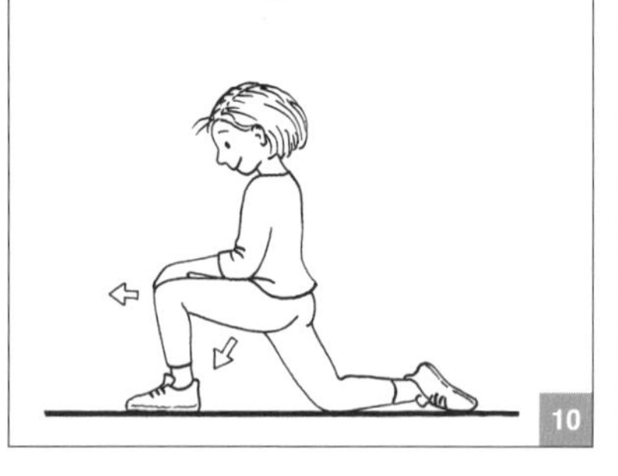

10

Bewertung durch Mitschüler

   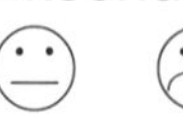

B: Kraft

Kraft-Kämpfe – B

Ihr braucht eine Matte. Wählt:

A: Zwei sich gegenüber sitzende Kinder versuchen, die Füße des anderen auf die Matte zu drücken.
B: Kind 1 versucht Kind 2 am Verlassen der Matte zu hindern.
C: Zwei Kinder in Hockstellung versuchen, den anderen umzuschubsen.

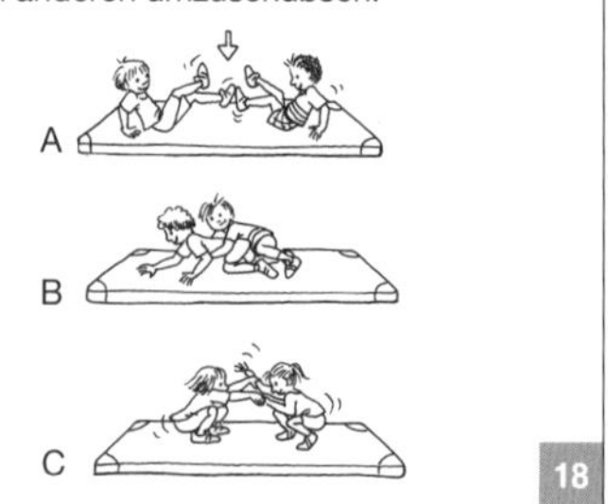

18

Bewertung durch Mitschüler

    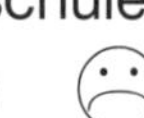

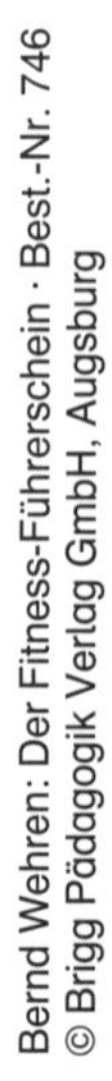
Bernd Wehren: Der Fitness-Führerschein · Best.-Nr. 746
© Brigg Pädagogik Verlag GmbH, Augsburg

Prüfung: Bronzener Fitness-Führerschein

Name: ______________________________

Wähle A oder B bei jedem Fitness-Bereich neu.

A: Schnelligkeit

Schnell über den Fluss

Ihr braucht vier Teppichfliesen und Seilchen. Zwei Kinder bekommen je zwei Teppichfliesen. Auf ein Startsignal hin versuchen beide Kinder, über den „Fluss“ von A nach B zu gelangen. Dabei dürfen sie sich nur auf den Fliesen vorwärtsbewegen.
Wer ist als Erster auf der anderen Flussseite?

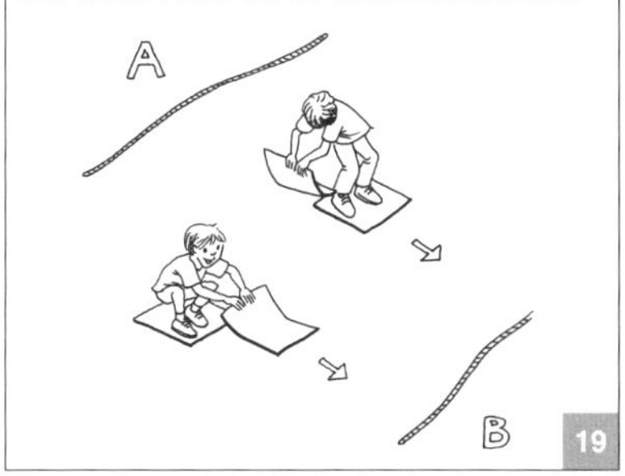

Bewertung durch Mitschüler

A: Koordination

Ball gegen die Wand

Ihr braucht verschiedene Bälle.
Prellt einen Ball, werft ihn gegen eine Wand, lasst ihn aufsetzen und fangt ihn dann wieder.
Denkt euch weitere „Ball gegen die Wand“-Kunststücke aus und zeigt sie den anderen.

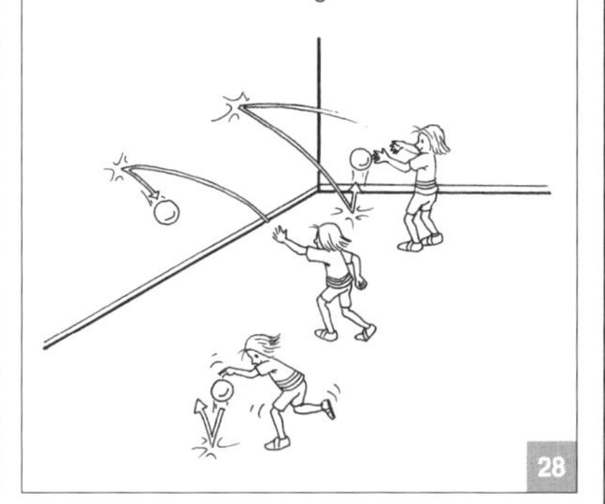

Bewertung durch Mitschüler

B: Schnelligkeit

Schneller Ballhüpfer

Ihr braucht Tennis- oder Gymnastikbälle und Hütchen.
Jeder steckt einen Ball zwischen seine Unterschenkel und hält ihn so fest. Hüpft nun mit dem Ball eine bestimmte Strecke hin und zurück.
Hüpft auch gegeneinander. Wer ist schneller?

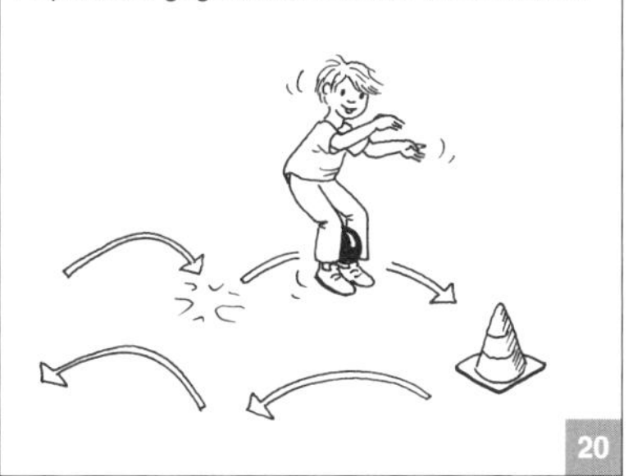

Bewertung durch Mitschüler

B: Koordination

Ball in die Reifenschlange

Ihr braucht einen Ball und viele Reifen.
Lauft neben der „Reifenschlange“ her und prellt dabei den Ball jeweils einmal in einen Reifen.
Baut mit mehreren Kindern zwei Reifenschlangen auf und prellt und lauft gegeneinander.
Wer ist am schnellsten?
Denkt euch weitere „Reifenschlangen-Übungen“ aus und zeigt sie den anderen.

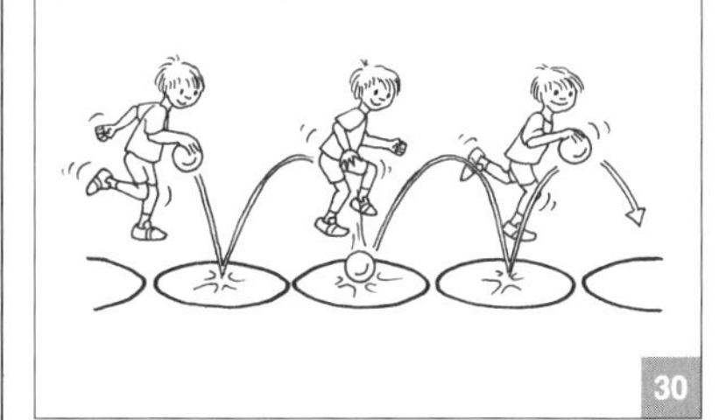

Bewertung durch Mitschüler

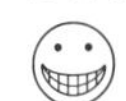    

Deine Gesamtleistung der „Bronzenen Fitness-Führerschein-Prüfung“:

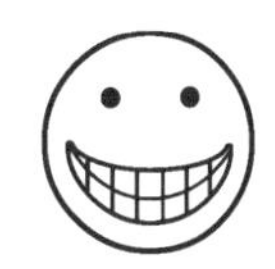 Super!

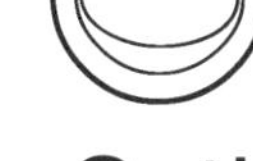 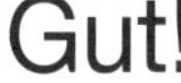 Gut!

 Okay!

 Naja!

 Übe!

Du hast ...

☐ bestanden

☐ noch nicht bestanden.

Datum, Unterschrift d. Lehrers/in:

____

Bernd Wehren: Der Fitness-Führerschein · Best.-Nr. 746
© Brigg Pädagogik Verlag GmbH, Augsburg

Silberner Fitness-Führerschein: Ausdauer

Linien-Ausdauerlauf

Stellt euch an die Grundlinie. Lauft bis zur 1. Linie und wieder zurück zur Grundlinie. Lauft dann zur 2. Linie und wieder zur Grundlinie. Lauft dann zur 3. Linie usw.

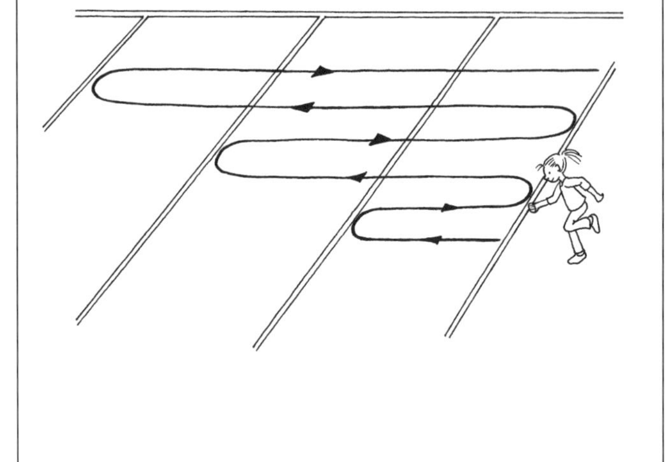

31

Silberner Fitness-Führerschein: Ausdauer

Hin und her – Balllauf

Ihr braucht 6–10 (verschiedene) Bälle.

Verteilt die Bälle in einem Hallenfeld. Startet von einer Grundlinie, lauft zu einem Ball und macht eine Übung mit dem Ball. Legt den Ball wieder auf den Boden und lauft wieder zur Grundlinie. Lauft zum nächsten Ball und macht wieder eine Übung. Usw.

Beispiele für Übungen: den Ball mehrfach hochwerfen, auf dem Ball balancieren, mehrfach über den Ball hüpfen, mehrere Liegestütz auf dem Ball machen ...

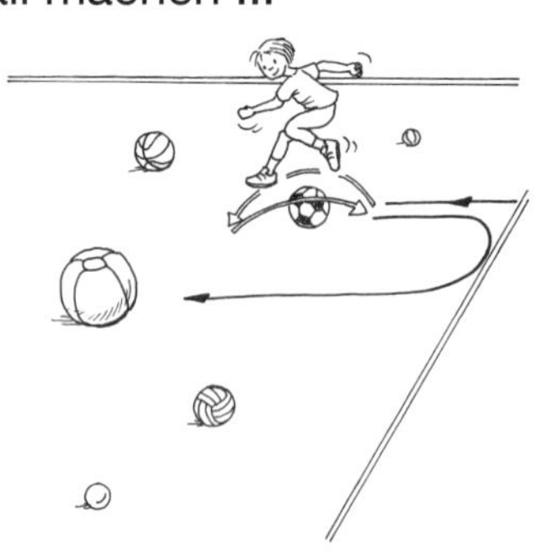

32

Silberner Fitness-Führerschein: Ausdauer

Lauft, werft und trefft!

Ihr braucht einen kleinen Kasten, ein Seilchen und 10 kleine Bälle.

Stellt einen Kasten in eine Hallenecke und legt ca. 2 Meter davon entfernt ein Seil und die Bälle auf den Boden.

Jedes Kind läuft eine Hallenrunde, nimmt einen Ball und versucht, ihn vom Seil aus in den kleinen Kasten zu werfen.

Wie viele Runden müsst ihr laufen, bis jeder 3-mal getroffen hat?

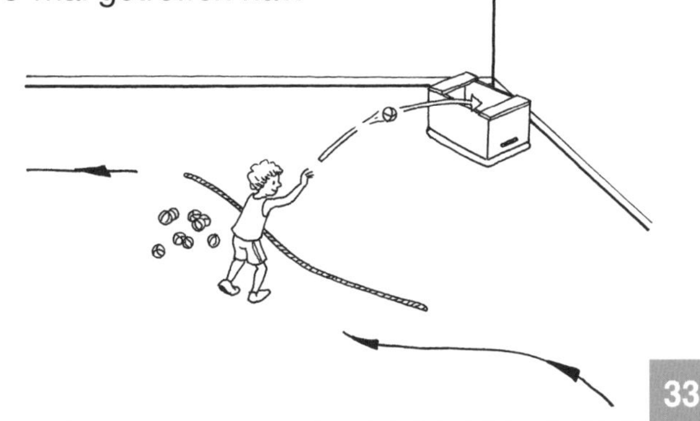

33

Silberner Fitness-Führerschein: Ausdauer

Rollbrett-Rennen

Ihr braucht ein Rollbrett und einen kleinen Kasten.

Stellt einen umgedrehten Kasten auf ein Rollbrett. Kind 1 setzt sich in den Kasten und Kind 2 und 3 schieben den Rennwagen mit Kind 1 von A nach B.

Wechselt. Nun setzt sich Kind 2 hinein und Kind 1 und 3 schieben Kind 2 von B nach A.

Wechselt. Kind 3 setzt sich in den Rennwagen und Kind 1 und 2 schieben Kind 3 von A nach B. Wie viele Strecken schafft ihr?

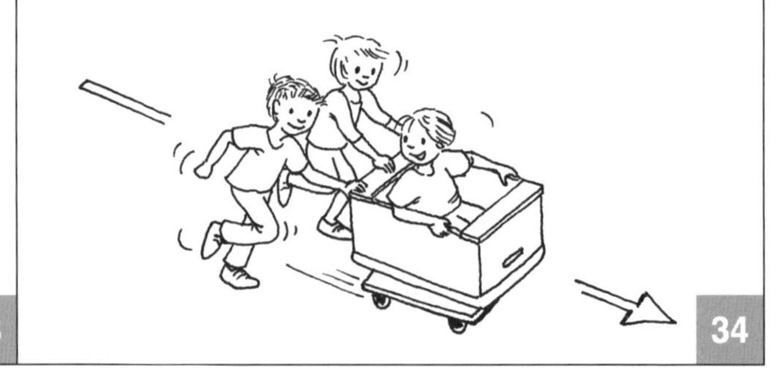

34

Bernd Wehren: Der Fitness-Führerschein · Best.-Nr. 746
© Brigg Pädagogik Verlag GmbH, Augsburg

Silberner Fitness-Führerschein: Ausdauer

Der Zauberlauf

Alle Kinder laufen im Kreis oder eine bestimmte Strecke hin und her. Ein Kind ist der Zauberer. Der Zauberer darf andere Läufer berühren und ihnen sagen, wie sie weiterlaufen müssen: vorwärts, rückwärts, seitwärts, Hopserlauf, Froschsprünge, auf einem Bein ...
Wechselt euch ab, bis jeder Läufer einmal Zauberer war.

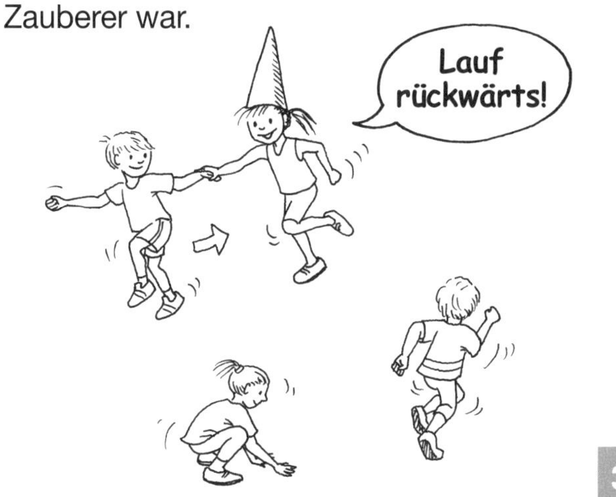

35

Silberner Fitness-Führerschein: Ausdauer

Lauf-Quiz

Kind 1 flüstert Kind 2 und 3 je eine bekannte Persönlichkeit ins Ohr: ein Sportler, ein Schauspieler, ein Sänger usw.
Kind 2 und Kind 3 laufen nun so lange, bis einer von beiden durch abwechselndes Fragen die bekannte Persönlichkeit des anderen herausgefunden hat.
Es sind nur „Ja/Nein-Antworten" möglich.
Wechselt euch ab. Wer hat die meisten Persönlichkeiten herausgefunden?

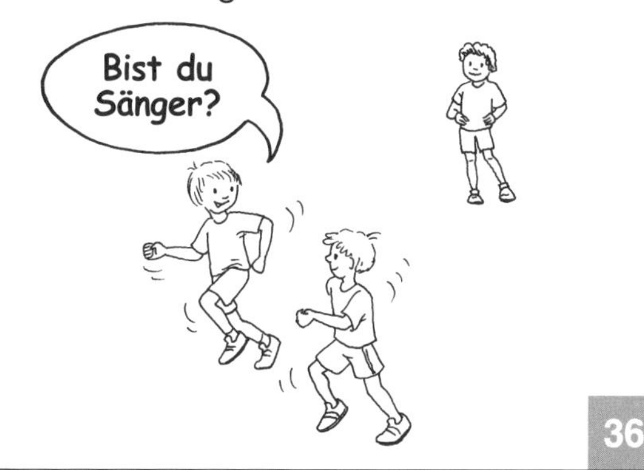

36

Silberner Fitness-Führerschein: Beweglichkeit

Oberschenkelmuskulatur dehnen

Lehne dich mit geradem Rücken an eine Wand und beuge die Knie. Der Winkel im Kniegelenk muss 90° oder mehr betragen.
Bleibe in dieser Stellung für 30 Sekunden.
Wiederhole die Übung 3–5-mal.

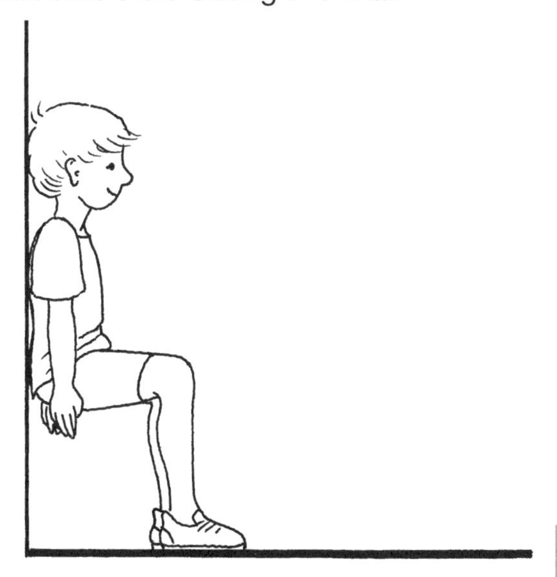

37

Silberner Fitness-Führerschein: Beweglichkeit

Rücken- und Beinmuskulatur dehnen

Lege in Rückenlage ein Bein ausgestreckt auf den Boden und stelle das andere Bein angewinkelt auf.
Fasse das angewinkelte Bein hinten am Oberschenkel und ziehe es zur Brust. Dabei ziehst du die Fußspitze an und lässt das andere Bein gestreckt.
Strecke das Bein dann nach oben und halte es in dieser Stellung für 30 Sekunden.
Wechsele die Beine.
Wiederhole die Übung 3–5-mal.

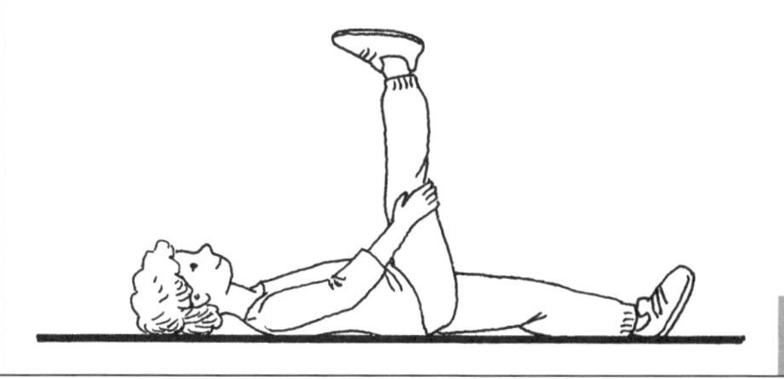

38

Bernd Wehren: Der Fitness-Führerschein · Best.-Nr. 746
© Brigg Pädagogik Verlag GmbH, Augsburg

Silberner Fitness-Führerschein: Beweglichkeit

Rückenmuskulatur dehnen – A

Lege dich auf den Rücken. Hebe Kopf und Beine und ziehe die Knie vorsichtig so nah wie möglich zum Kopf.

Bleibe in dieser Stellung für 30 Sekunden.

Wiederhole die Übung 3–5-mal.

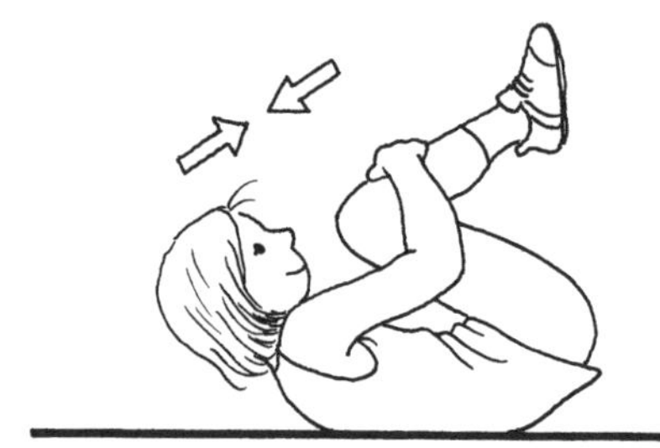

39

Silberner Fitness-Führerschein: Beweglichkeit

Rückenmuskulatur dehnen – B

Beuge im Fersensitz den Oberkörper auf die Oberschenkel und rolle dich zusammen. Lege die Arme seitlich neben die Unterschenkel und den Kopf seitlich.

Bleibe in dieser Stellung für 30 Sekunden.

Wiederhole die Übung 3–5-mal.

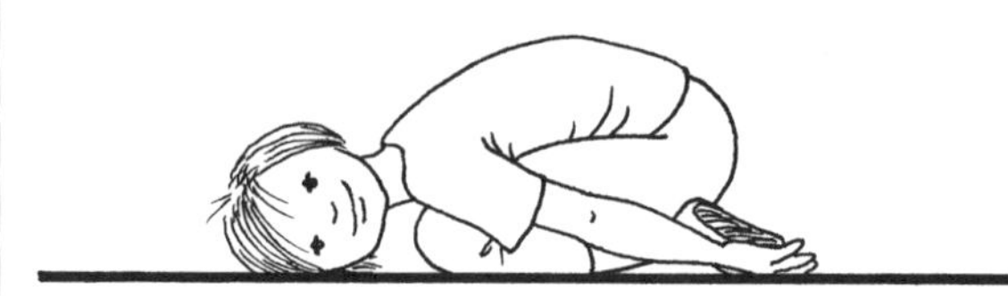

40

Silberner Fitness-Führerschein: Beweglichkeit

Gesäßmuskulatur dehnen

Setze dich mit ausgestreckten Beinen auf eine Matte. Stelle deinen rechten Fuß links neben dein linkes Knie. Drücke mit dem linken Ellenbogen das rechte Knie nach links, bis du einen Zug rechts im Gesäß spürst.

Stütze dich mit deinem rechten Arm ab und drehe den Kopf nach hinten. Halte diese Stellung für 30 Sekunden. Wechsele die Beine.

Wiederhole die Übung 3–5-mal.

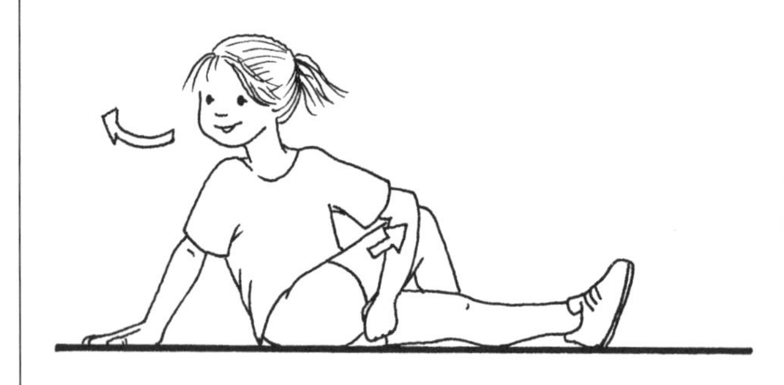

41

Silberner Fitness-Führerschein: Beweglichkeit

Unterarmmuskulatur dehnen

Knie dich auf den Boden und stütze beide Handflächen in Schulterbreite flach auf dem Boden ab, wobei die Fingerspitzen zu den Knien zeigen.

Lehne dich mit dem Oberkörper so weit wie möglich zurück, bis du einen Zug in den Unterarmen und Schultern spürst. Halte diese Stellung für 30 Sekunden.

Wiederhole die Übung 3–5-mal.

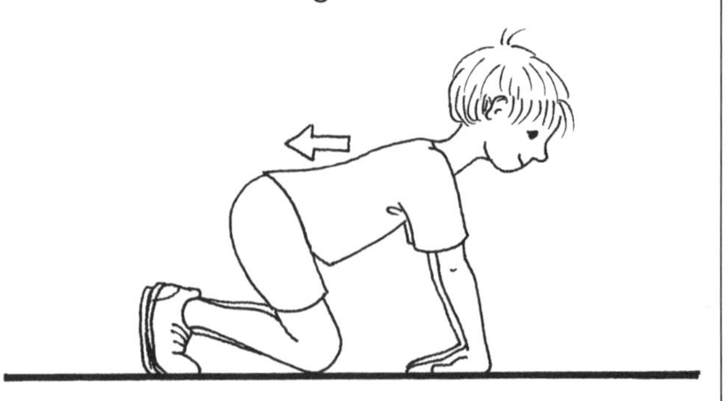

42

Bernd Wehren: Der Fitness-Führerschein · Best.-Nr. 746
© Brigg Pädagogik Verlag GmbH, Augsburg

Silberner Fitness-Führerschein: Kraft

Kraft-Kämpfe – C

Ihr braucht eine Matte. Wählt:

A: Zwei Kinder sitzen hintereinander. Das vordere Kind versucht, schnell aufzustehen und von der Matte zu laufen. Sobald das vordere Kind aufsteht, darf das hintere Kind seine Hände benutzen, um dies zu verhindern und es festzuhalten.

B: Regeln wie bei A, nur sitzen die zwei Kinder jetzt Rücken an Rücken.

C: Kind 1 sitzt auf dem hinteren Teil des Rückens (= Steißbein) von Kind 2, das sich in Bankstellung auf einer Matte befindet. Kind 2 versucht nun Kind 1 von seinem Rücken zu werfen. Kind 1 darf sich nicht festhalten.

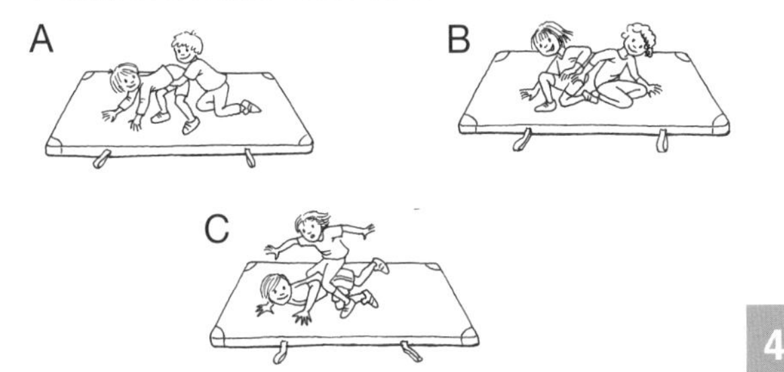

43

Silberner Fitness-Führerschein: Kraft

Kraft-Kämpfe – D

Ihr braucht eine Matte. Wählt:

A: Zwei Kinder legen sich auf einer Matte wie ein Kreuz übereinander. Das untere Kind versucht nun, von der Matte zu fliehen, während das obere Kind versucht, das untere auf die Matte zu drücken.

B: Kind 1 liegt auf dem Bauch und wird von Kind 2 an den Füßen oder Unterschenkeln festgehalten. Kind 1 versucht, von der Matte zu fliehen, darf aber dabei nicht mit den Füßen strampeln. Kind 2 versucht, dies zu verhindern.

C: Wie bei B, nur liegt Kind 1 auf dem Rücken.

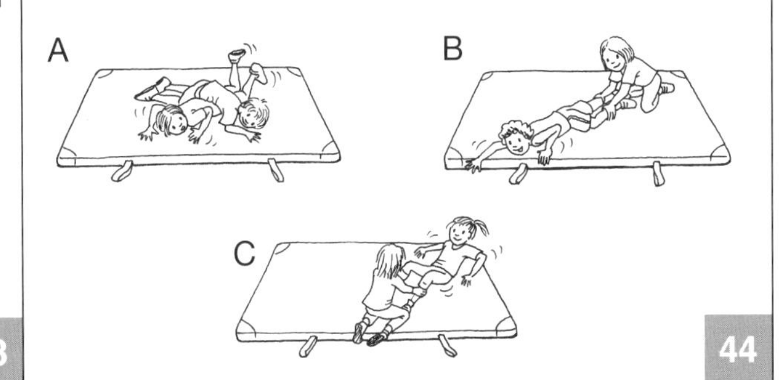

44

Silberner Fitness-Führerschein: Kraft

Liegestütz-Wanderer

Ihr braucht einen kleinen Kasten.

Geht in die Liegestütz-Stellung. Achtet dabei auf einen geraden Rücken.

Wandert nun mit euren Armen im Kreis, wobei eure Füße am gleichen Punkt verbleiben.

Ihr könnt eure Füße auch auf einen kleinen Kasten stellen.

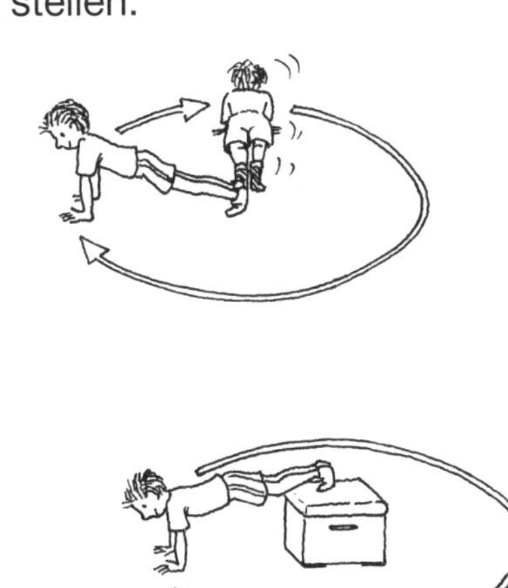

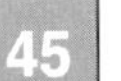

Silberner Fitness-Führerschein: Kraft

Langbank-Kraftprotz

Ihr braucht eine Langbank. Wählt:

A: Zieht euch auf dem Bauch und auf dem Rücken über eine Langbank.

B: Geht auf allen Vieren in Brückenstellung über die Bank.

C: Bankdrücken: Macht Liegestütz rücklings.

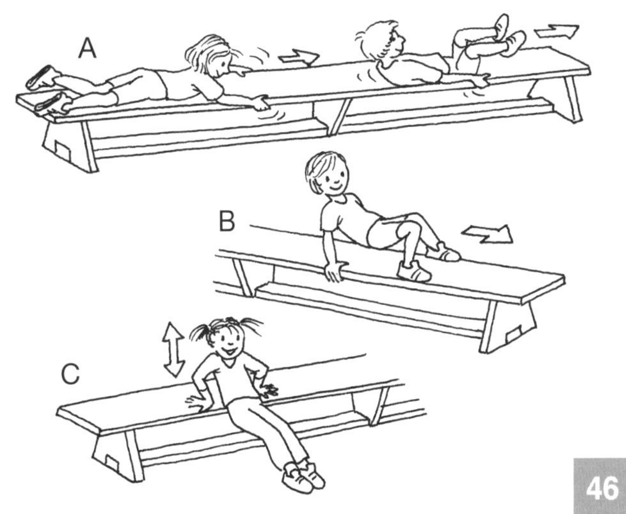

46

Bernd Wehren: Der Fitness-Führerschein · Best.-Nr. 746
© Brigg Pädagogik Verlag GmbH, Augsburg

Silberner Fitness-Führerschein: Kraft

Körperspannung

Ihr braucht einen Ball und eine Matte. Wählt:

A: Mache eine gerade Kerze auf einer Matte.

B: Lege dich auf eine Matte und strecke dich. Drehe dich nun mehrfach um deine Längsachse.

C: Gehe in die Liegestütz-Stellung, aber rücklings. Lege deine Fersen auf einen Ball und rolle deinen Körper mehrfach nach vorne und zurück.

D: Gehe in die T-Stellung und stütze deinen Körper mit einer Hand ab. Bleibe so lange wie möglich in dieser Haltung.

E: Lege dich auf den Rücken, winkele deine Beine an, hebe Kopf und Schultern. Bleibe so lange wie möglich in dieser Haltung.

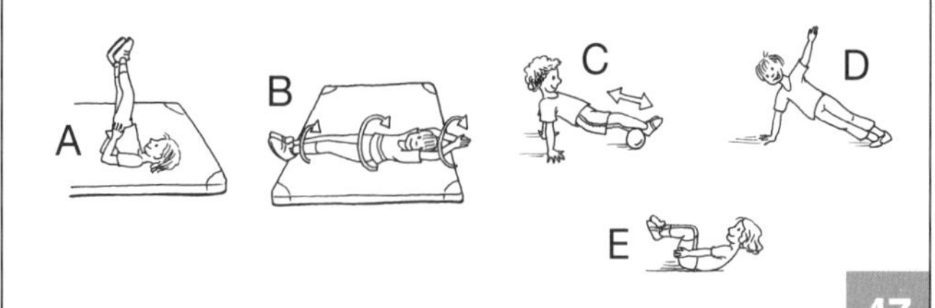

47

Silberner Fitness-Führerschein: Kraft

Kniebeugen

Ihr braucht einen Ball und eine Langbank. Wählt:

A: Lege einen Ball zwischen deinen Rücken und eine Wand. Mache mindestens fünf Kniebeugen.

B: Mache mindestens fünf Kniebeugen ohne Hilfsmittel. Achte dabei auf nach vorne gestreckte Arme.

C: Zwei Kinder setzen sich Rücken an Rücken auf eine Langbank und machen gemeinsam Kniebeugen.

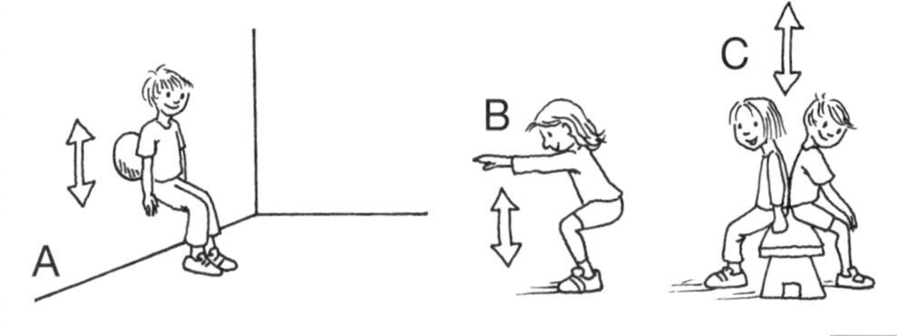

48

Silberner Fitness-Führerschein: Schnelligkeit

Reaktionsball

Ihr braucht einen Ball.

Kind 1 wirft einen Ball gegen die Wand. Kind 2 steht mit dem Rücken zur Wand. Sobald Kind 1 geworfen hat, darf sich Kind 2 umdrehen und versuchen, den Ball zu fangen. Wechselt. Wer braucht weniger Versuche, bis er fünf Bälle gefangen hat.

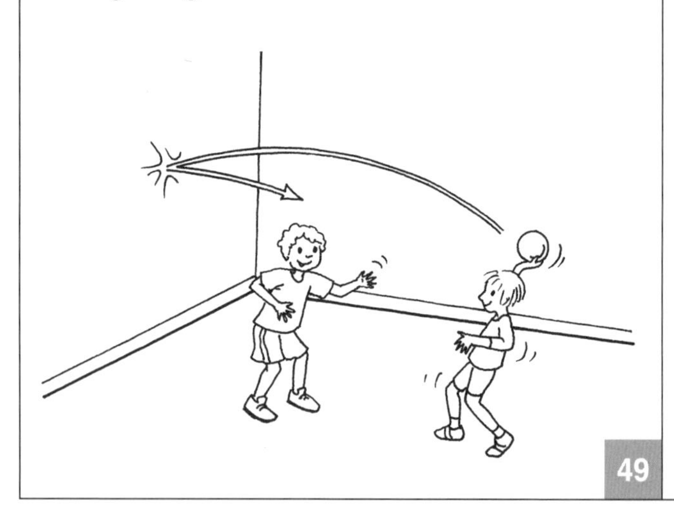

49

Silberner Fitness-Führerschein: Schnelligkeit

Kletterkönig

Ihr braucht eine Sprossenwand und Teppichfliesen.

Klettert die Sprossenwand barfuß hoch, klatscht oben gegen die Wand, klettert hinunter und rutscht auf einer Teppichfliese zurück. Lauft, klettert und rutscht auch gegeneinander. Wer ist am schnellsten?

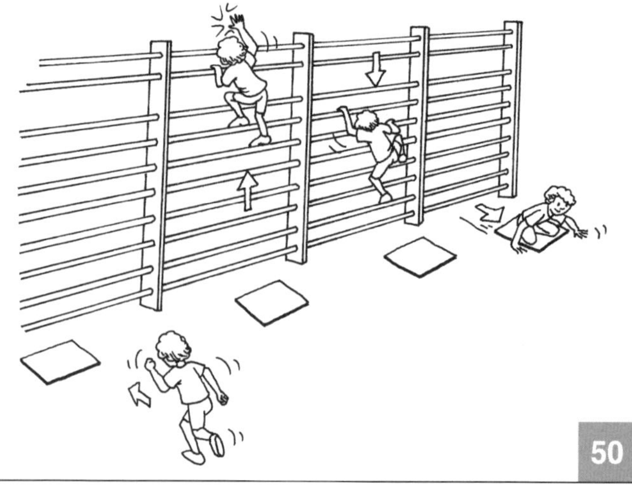

50

Bernd Wehren: Der Fitness-Führerschein · Best.-Nr. 746
© Brigg Pädagogik Verlag GmbH, Augsburg

Silberner Fitness-Führerschein: Schnelligkeit

Lauf-Variationen

Wählt:
A: Lauft im Hopserlauf.
B: Lauft mit Anfersen.
C: Lauft im Seitgalopp.
D: Steigert euer Lauftempo.
Lauft immer erst langsam und dann schnell, und nehmt immer erst eine kurze, dann eine lange Strecke.

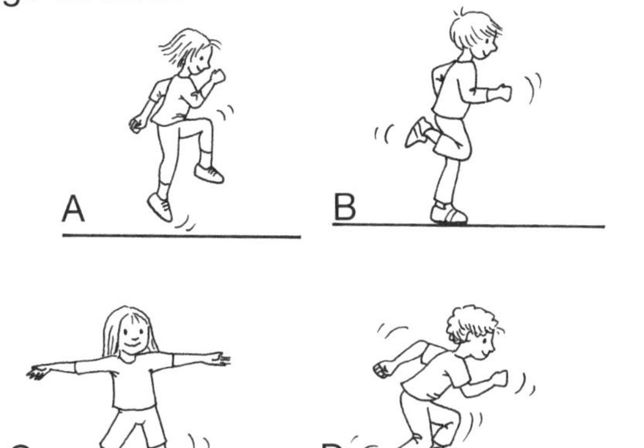

51

Silberner Fitness-Führerschein: Schnelligkeit

Matten-Transport

Ihr braucht zwei kleine Matten und eine Stoppuhr.
Zwei bis vier Kinder stehen auf einer Matte, befördern die zweite Matte vor die erste Matte, hüpfen auf die zweite Matte usw.
Wie lange braucht ihr von A nach B, ohne den Hallenboden zu betreten?

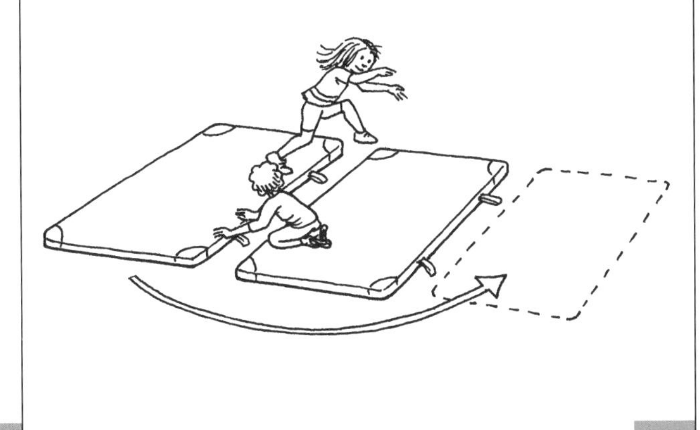

52

Silberner Fitness-Führerschein: Schnelligkeit

Formenlauf

Jedes Kind läuft die Formen nach – erst langsam, dann schnell und erst eine kurze, dann eine lange oder große Form.
Erkennen die anderen Kinder die Form?

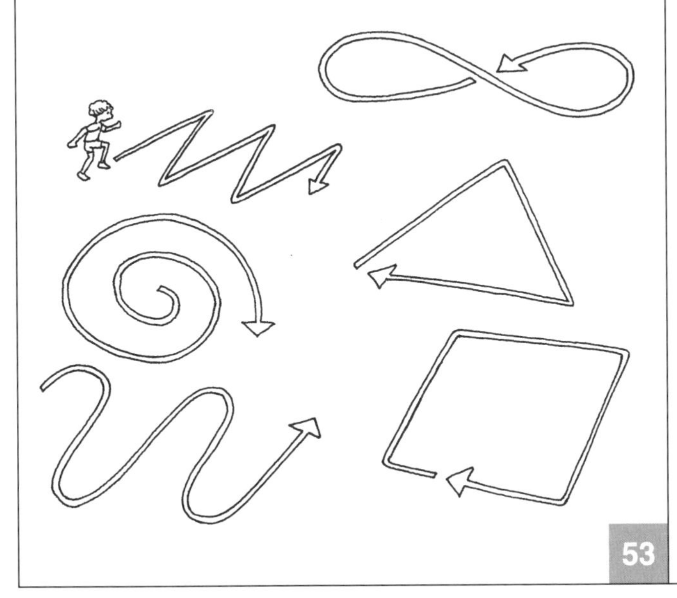

53

Silberner Fitness-Führerschein: Schnelligkeit

Band-Jäger

Ihr braucht ein Band.
Kind 1 steckt das Band hinten in seine Hose.
Kind 2 läuft hinter Kind 1 her und versucht, das Band herauszuziehen.

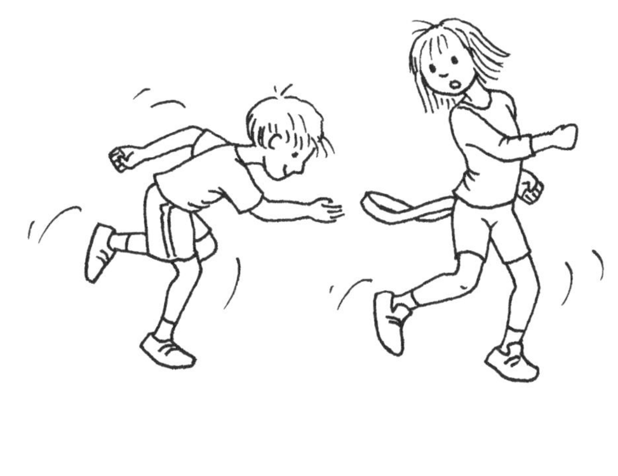

54

Bernd Wehren: Der Fitness-Führerschein · Best.-Nr. 746
© Brigg Pädagogik Verlag GmbH, Augsburg

Silberner Fitness-Führerschein: Koordination

Rücken-Akrobatik

Diese Akrobatik-Regeln müsst ihr beachten:

a) Achtet auf einen geraden Rücken.
b) Nie auf die Wirbelsäule treten.
c) Stellt euch auf das Steißbein oder zwischen die Schulterblätter.
d) Steigt immer langsam auf und ab.
e) Turnt immer barfuß auf einer Matte.

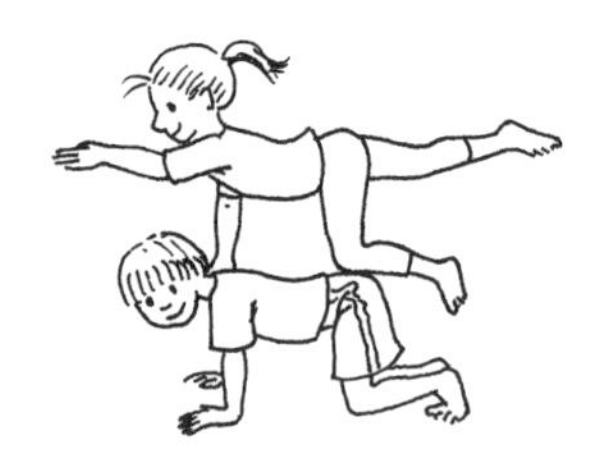

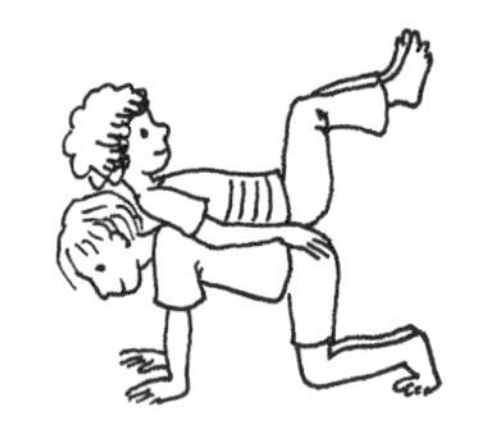

55

Silberner Fitness-Führerschein: Koordination

Gleichgewichts-Akrobatik

Diese Akrobatik-Regeln müsst ihr beachten:

a) Achtet auf einen geraden Rücken.
b) Nie auf die Wirbelsäule treten.
c) Stellt euch auf das Steißbein oder zwischen die Schulterblätter.
d) Steigt immer langsam auf und ab.
e) Turnt immer barfuß auf einer Matte.

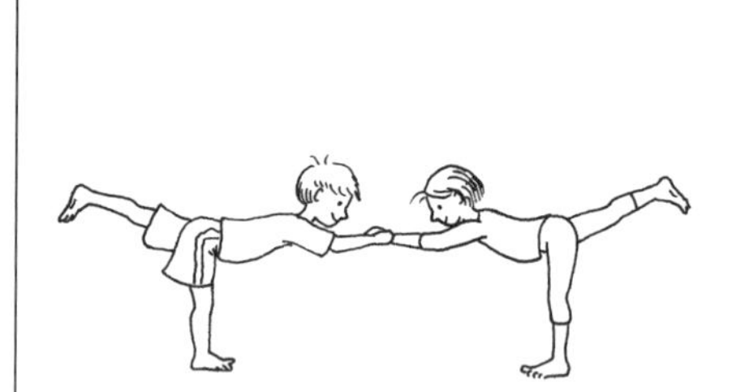

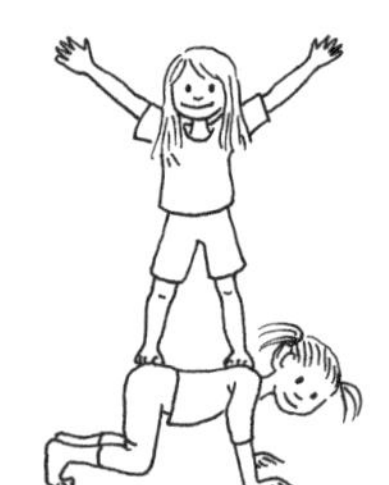

56

Silberner Fitness-Führerschein: Koordination

Halt-mich-fest-Akrobatik

Diese Akrobatik-Regeln müsst ihr beachten:

a) Achtet auf einen geraden Rücken.
b) Nie auf die Wirbelsäule treten.
c) Stellt euch auf das Steißbein oder zwischen die Schulterblätter.
d) Steigt immer langsam auf und ab.
e) Turnt immer barfuß auf einer Matte.

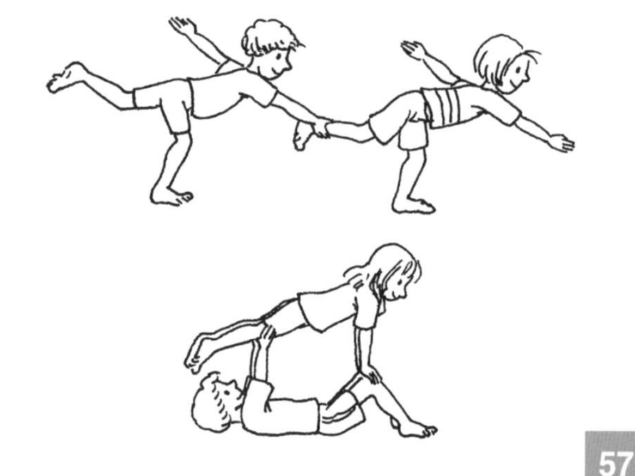

57

Silberner Fitness-Führerschein: Koordination

Brücken-Variationen

Ihr braucht mehrere Langbänke, kleine Kästen, Matten und mehrere Stäbe.
Baut die Brücken nach. Überquert die Brücken, ohne abzusteigen.

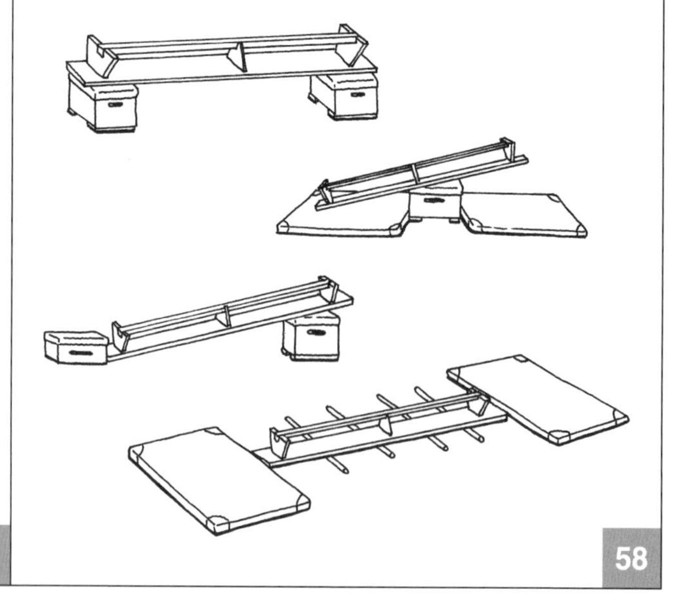

58

Bernd Wehren: Der Fitness-Führerschein · Best.-Nr. 746
© Brigg Pädagogik Verlag GmbH, Augsburg

Silberner Fitness-Führerschein: Koordination	Silberner Fitness-Führerschein: Koordination
Balltreffer	**Ballroller**
Ihr braucht einen Medizin- oder Basketball und mehrere Tennis- oder Gymnastikbälle. Zwei Kinder rollen sich einen großen Ball zu. Ein drittes Kind versucht, den großen Ball mit einem kleinen Ball zu treffen. Wechselt. Wer braucht für drei Treffer die wenigsten Versuche?	Ihr braucht verschiedenfarbige Bälle und ein Hütchen. Jedes Kind hat 2–3 Bälle in einer Farbe. Werft abwechselnd so nah wie möglich an das Hütchen heran. Wessen Ball liegt zum Schluss am nächsten am Hütchen?
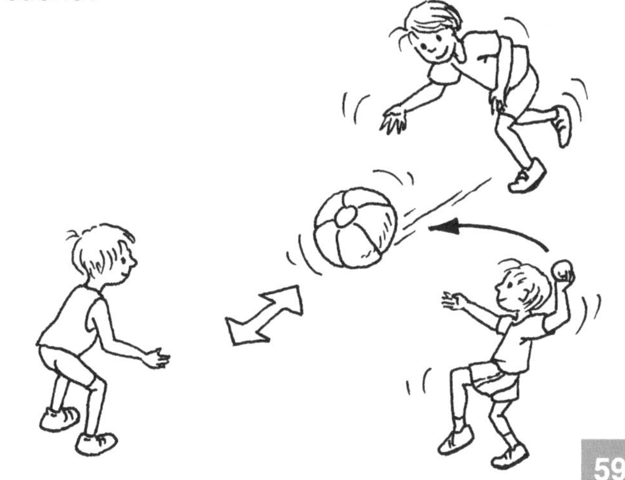 59	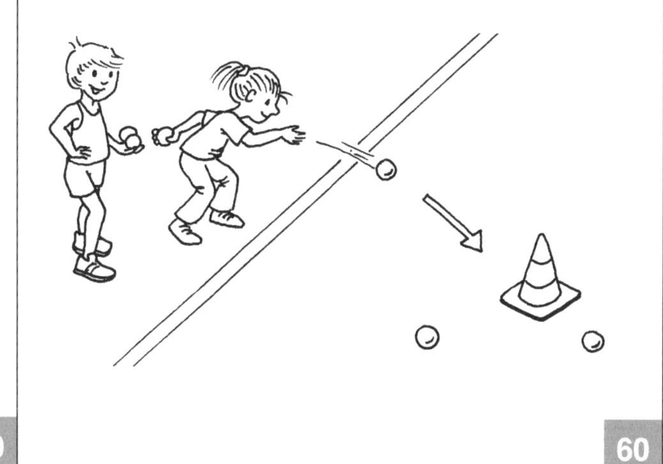 60

So, jetzt bist du fit für die Generalprobe zum silbernen Fitness-Führerschein!

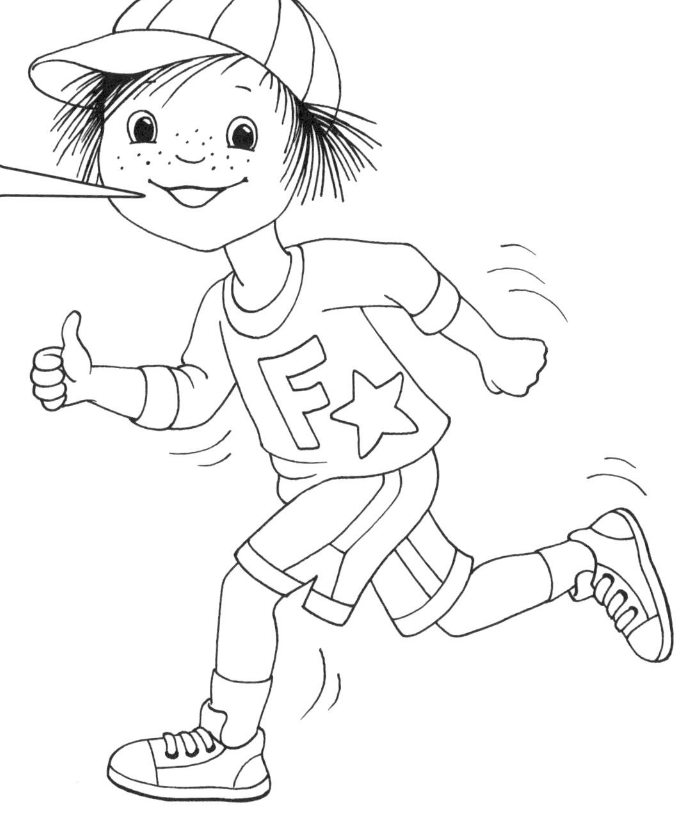

Bernd Wehren: Der Fitness-Führerschein · Best.-Nr. 746
© Brigg Pädagogik Verlag GmbH, Augsburg

Generalprobe: Silberner Fitness-Führerschein

Name: ______________________________

Wähle A oder B bei jedem Fitness-Bereich neu.

A: Ausdauer

Linien-Ausdauerlauf

Stellt euch an die Grundlinie. Lauft bis zur 1. Linie und wieder zurück zur Grundlinie. Lauft dann zur 2. Linie und wieder zur Grundlinie. Lauft dann zur 3. Linie usw.

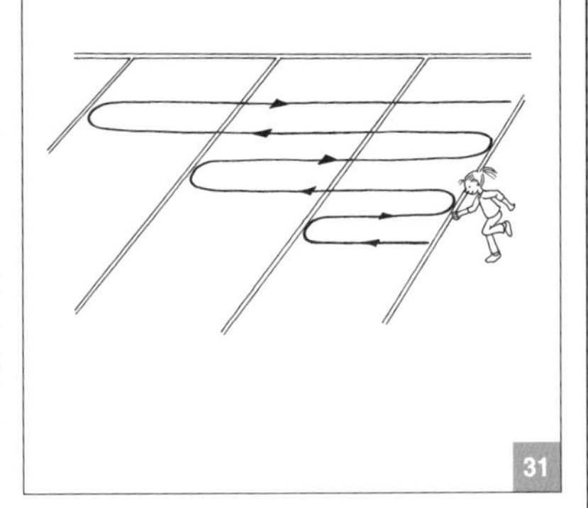

31

Bewertung durch Mitschüler

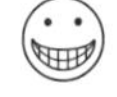    

A: Beweglichkeit

Oberschenkelmuskulatur dehnen

Lehne dich mit geradem Rücken an eine Wand und beuge die Knie. Der Winkel im Kniegelenk muss 90° oder mehr betragen. Bleibe in dieser Stellung für 30 Sekunden. Wiederhole die Übung 3-5-mal.

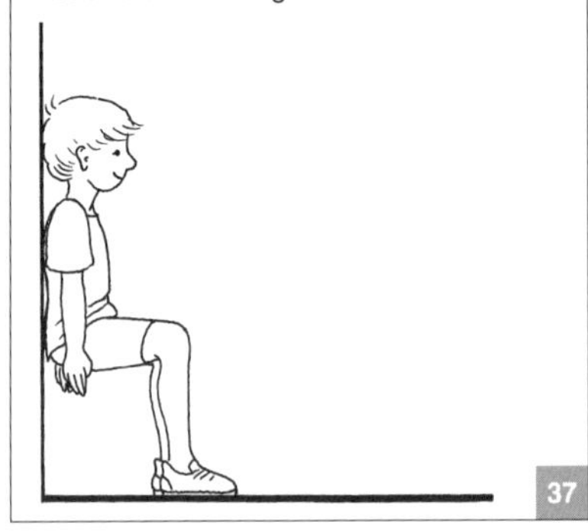

37

Bewertung durch Mitschüler

A: Kraft

Kraft-Kämpfe – C

Ihr braucht eine Matte. Wählt:

A: Zwei Kinder sitzen hintereinander. Das vordere Kind versucht, schnell aufzustehen und von der Matte zu laufen. Sobald das vordere Kind aufsteht, darf das hintere Kind seine Hände benutzen, um dies zu verhindern und es festzuhalten.

B: Regeln wie bei A, nur sitzen die zwei Kinder jetzt Rücken an Rücken.

C: Kind 1 sitzt auf dem hinteren Teil des Rückens (= Steißbein) von Kind 2, das sich in Bankstellung auf einer Matte befindet. Kind 2 versucht nun Kind 1 von seinem Rücken zu werfen. Kind 1 darf sich nicht festhalten.

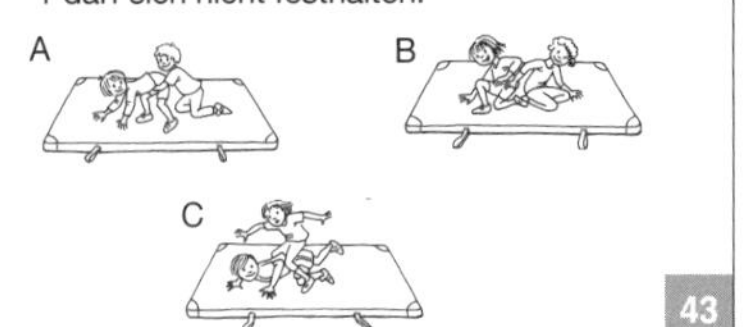

43

Bewertung durch Mitschüler

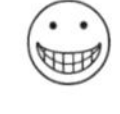    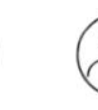

B: Ausdauer

Der Zauberlauf

Alle Kinder laufen im Kreis oder eine bestimmte Strecke hin und her. Ein Kind ist der Zauberer. Der Zauberer darf andere Läufer berühren und ihnen sagen, wie sie weiterlaufen müssen: vorwärts, rückwärts, seitwärts, Hopserlauf, Froschsprünge, auf einem Bein ... Wechselt euch ab, bis jeder Läufer einmal Zauberer war.

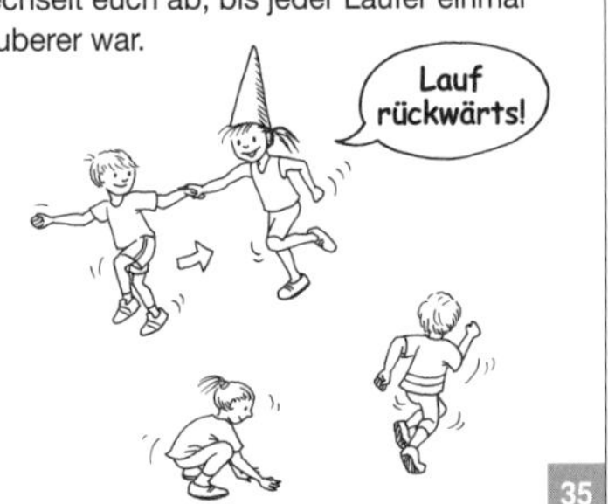

35

Bewertung durch Mitschüler

  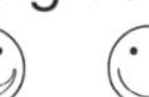  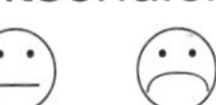

B: Beweglichkeit

Rückenmuskulatur dehnen – A

Lege dich auf den Rücken. Hebe Kopf und Beine und ziehe die Knie vorsichtig so nah wie möglich zum Kopf. Bleibe in dieser Stellung für 30 Sekunden. Wiederhole die Übung 3-5-mal.

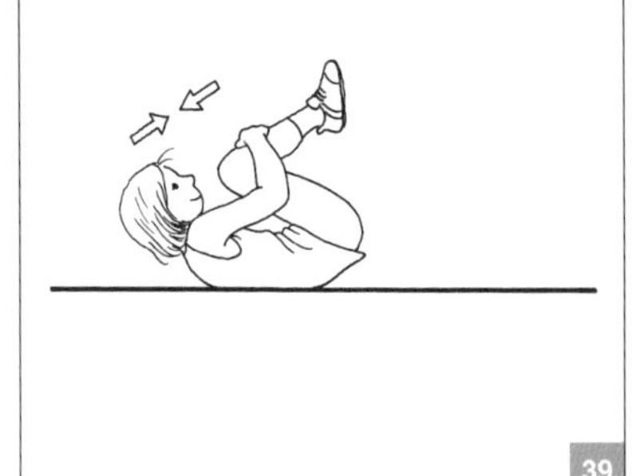

39

Bewertung durch Mitschüler

B: Kraft

Liegestütz-Wanderer

Ihr braucht einen kleinen Kasten. Geht in die Liegestütz-Stellung. Achtet dabei auf einen geraden Rücken. Wandert nun mit euren Armen im Kreis, wobei eure Füße am gleichen Punkt verbleiben. Ihr könnt eure Füße auch auf einen kleinen Kasten stellen.

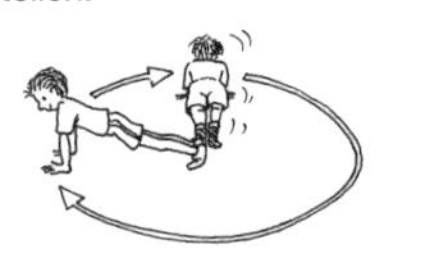

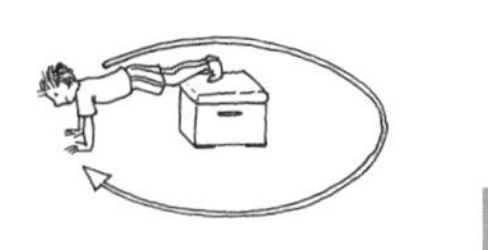

45

Bewertung durch Mitschüler

    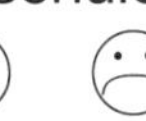

Bernd Wehren: Der Fitness-Führerschein · Best.-Nr. 746
© Brigg Pädagogik Verlag GmbH, Augsburg

Generalprobe: Silberner Fitness-Führerschein

Name: ______________________________

Wähle A oder B bei jedem Fitness-Bereich neu.

A: Schnelligkeit

Formenlauf

Jedes Kind läuft die Formen nach – erst langsam, dann schnell und erst eine kurze, dann eine lange oder große Form.
Erkennen die anderen Kinder die Form?

53

Bewertung durch Mitschüler

   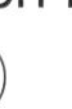 

A: Koordination

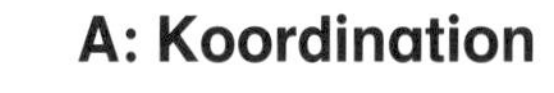

Rücken-Akrobatik

Diese Akrobatik-Regeln müsst ihr beachten:

a) Achtet auf einen geraden Rücken.
b) Nie auf die Wirbelsäule treten.
c) Stellt euch auf das Steißbein oder zwischen die Schulterblätter.
d) Steigt immer langsam auf und ab.
e) Turnt immer barfuß auf einer Matte.

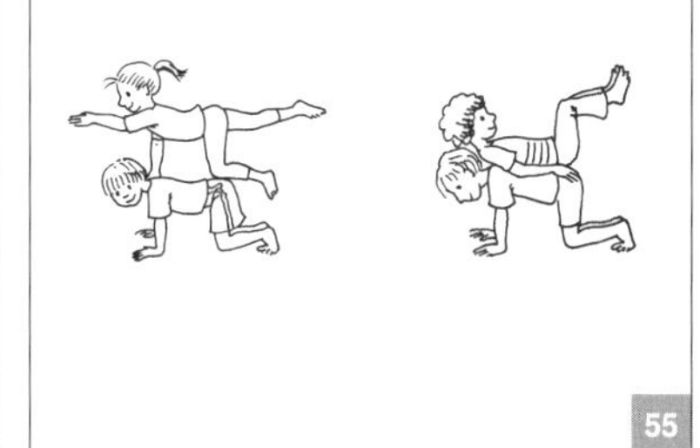

55

Bewertung durch Mitschüler

 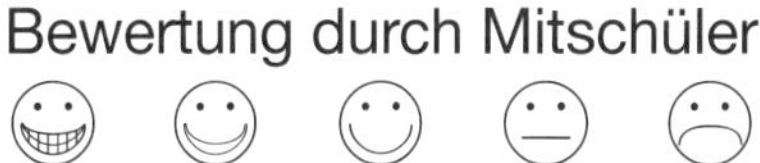 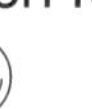  

Tipps: ______________________________

B: Schnelligkeit

Band-Jäger

Ihr braucht ein Band.
Kind 1 steckt das Band hinten in seine Hose.
Kind 2 läuft hinter Kind 1 her und versucht, das Band herauszuziehen.

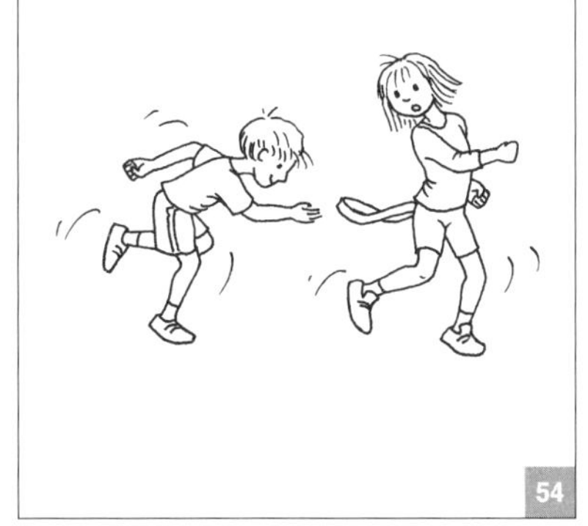

54

Bewertung durch Mitschüler

B: Koordination

Ballroller

Ihr braucht verschiedenfarbige Bälle und ein Hütchen.
Jedes Kind hat 2–3 Bälle in einer Farbe. Werft abwechselnd so nah wie möglich an das Hütchen heran.
Wessen Ball liegt zum Schluss am nächsten am Hütchen?

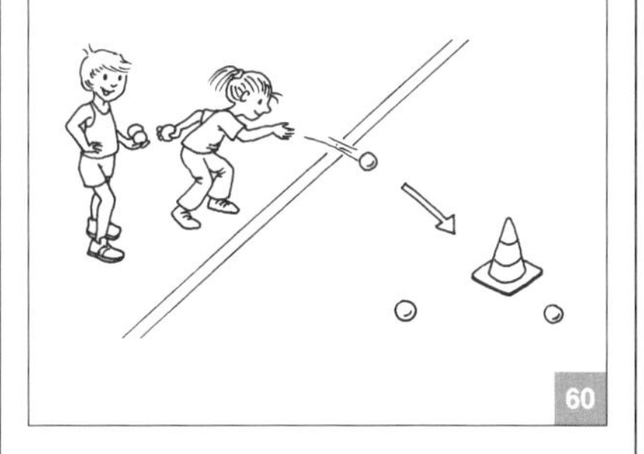

60

Bewertung durch Mitschüler

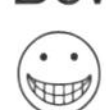    

Bernd Wehren: Der Fitness-Führerschein · Best.-Nr. 746
© Brigg Pädagogik Verlag GmbH, Augsburg

Prüfung: Silberner Fitness-Führerschein

Name: ______________________________

Wähle A oder B bei jedem Fitness-Bereich neu.

A: Ausdauer

Lauft, werft und trefft!

Ihr braucht einen kleinen Kasten, ein Seilchen und 10 kleine Bälle.
Stellt einen Kasten in eine Hallenecke und legt ca. 2 Meter davon entfernt ein Seil und die Bälle auf den Boden.
Jedes Kind läuft eine Hallenrunde, nimmt einen Ball und versucht, ihn vom Seil aus in den kleinen Kasten zu werfen.
Wie viele Runden müsst ihr laufen, bis jeder 3-mal getroffen hat?

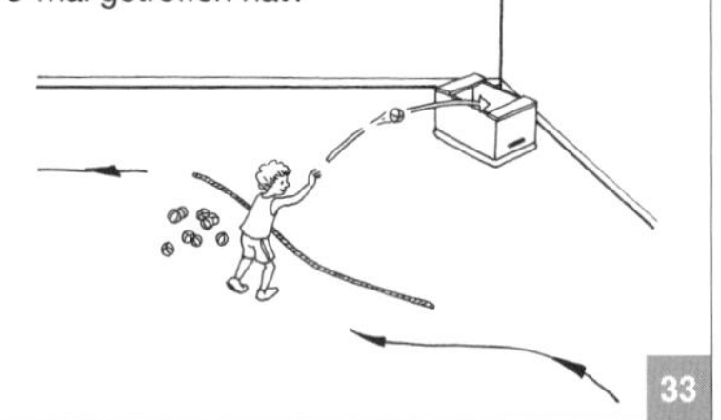

Bewertung durch Mitschüler

A: Beweglichkeit

Rücken- und Beinmuskulatur dehnen

Lege in Rückenlage ein Bein ausgestreckt auf den Boden und stelle das andere Bein angewinkelt auf.
Fasse das angewinkelte Bein hinten am Oberschenkel und ziehe es zur Brust. Dabei ziehst du die Fußspitze an und lässt das andere Bein gestreckt.
Strecke das Bein dann nach oben und halte es in dieser Stellung für 30 Sekunden.
Wechsele die Beine.
Wiederhole die Übung 3–5-mal.

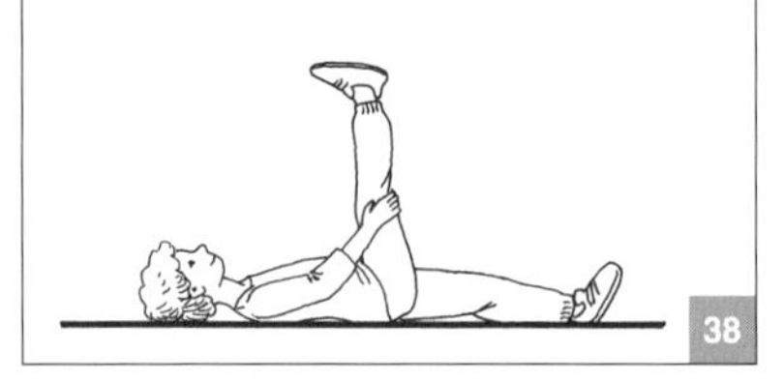

Bewertung durch Mitschüler

A: Kraft

Kraft-Kämpfe – D

Ihr braucht eine Matte. Wählt:

A: Zwei Kinder legen sich auf einer Matte wie ein Kreuz übereinander. Das untere Kind versucht nun, von der Matte zu fliehen, während das obere Kind versucht, das untere auf die Matte zu drücken.

B: Kind 1 liegt auf dem Bauch und wird von Kind 2 an den Füßen oder Unterschenkeln festgehalten. Kind 1 versucht, von der Matte zu fliehen, darf aber dabei nicht mit den Füßen strampeln. Kind 2 versucht, dies zu verhindern.

C: Wie bei B, nur liegt Kind 1 auf dem Rücken.

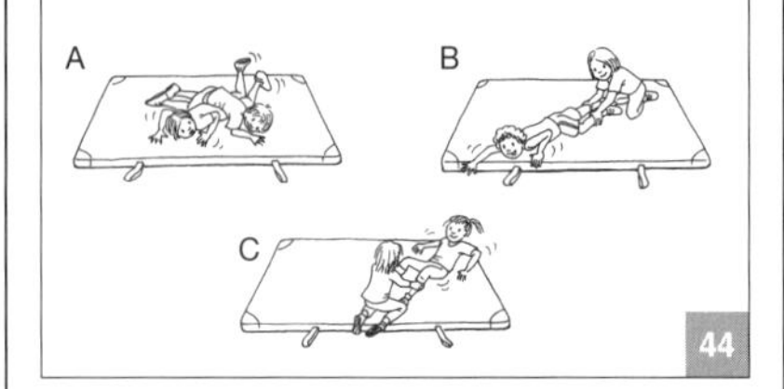

Bewertung durch Mitschüler

   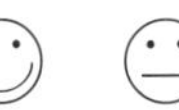 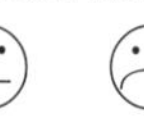

B: Ausdauer

Rollbrett-Rennen

Ihr braucht ein Rollbrett und einen kleinen Kasten.
Stellt einen umgedrehten Kasten auf ein Rollbrett. Kind 1 setzt sich in den Kasten und Kind 2 und 3 schieben den Rennwagen mit Kind 1 von A nach B.
Wechselt. Nun setzt sich Kind 2 hinein und Kind 1 und 3 schieben Kind 2 von B nach A.
Wechselt. Kind 3 setzt sich in den Rennwagen und Kind 1 und 2 schieben Kind 3 von A nach B. Wie viele Strecken schafft ihr?

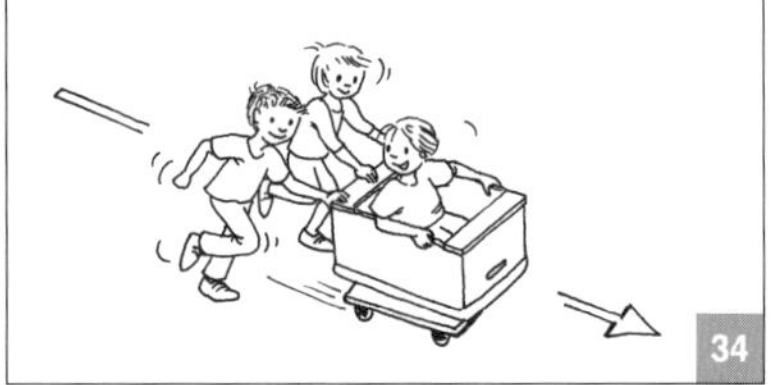

Bewertung durch Mitschüler

  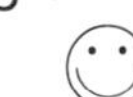   

B: Beweglichkeit

Unterarmmuskulatur dehnen

Knie dich auf den Boden und stütze beide Handflächen in Schulterbreite flach auf dem Boden ab, wobei die Fingerspitzen zu den Knien zeigen.
Lehne dich mit dem Oberkörper so weit wie möglich zurück, bis du einen Zug in den Unterarmen und Schultern spürst. Halte diese Stellung für 30 Sekunden.
Wiederhole die Übung 3–5-mal.

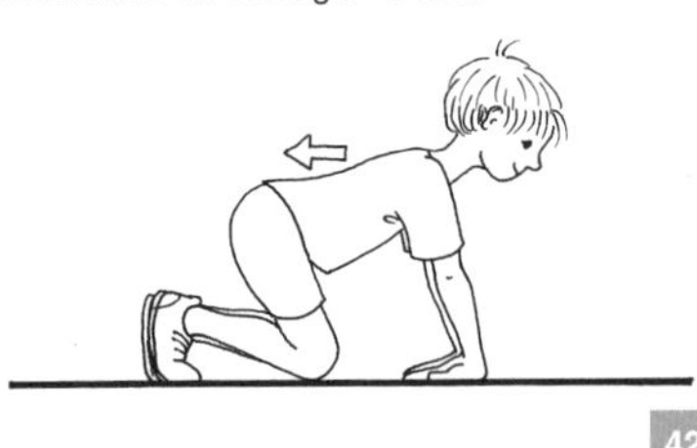

Bewertung durch Mitschüler

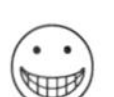    

B: Kraft

Kniebeugen

Ihr braucht einen Ball und eine Langbank.
Wählt:

A: Lege einen Ball zwischen deinen Rücken und eine Wand. Mache mindestens fünf Kniebeugen.

B: Mache mindestens fünf Kniebeugen ohne Hilfsmittel. Achte dabei auf nach vorne gestreckte Arme.

C: Zwei Kinder setzen sich Rücken an Rücken auf eine Langbank und machen gemeinsam Kniebeugen.

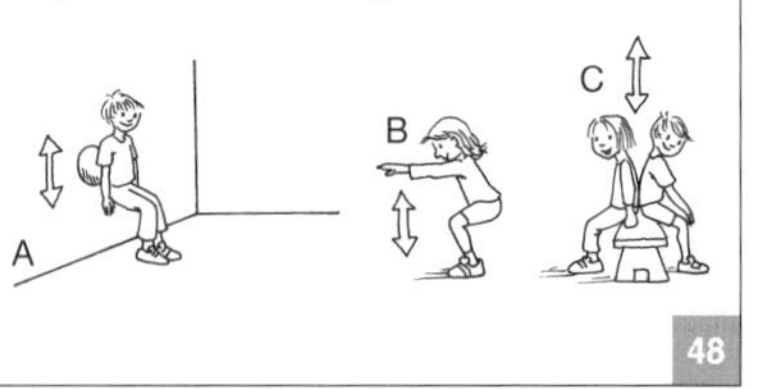

Bewertung durch Mitschüler

Bernd Wehren: Der Fitness-Führerschein · Best.-Nr. 746
© Brigg Pädagogik Verlag GmbH, Augsburg

Prüfung: Silberner Fitness-Führerschein

Name: ______________________________

Wähle A oder B bei jedem Fitness-Bereich neu.

A: Schnelligkeit

Kletterkönig

Ihr braucht eine Sprossenwand und Teppichfliesen.
Klettert die Sprossenwand barfuß hoch, klatscht oben gegen die Wand, klettert hinunter und rutscht auf einer Teppichfliese zurück.
Lauft, klettert und rutscht auch gegeneinander. Wer ist am schnellsten?

50

Bewertung durch Mitschüler

A: Koordination

Gleichgewichts-Akrobatik

Diese Akrobatik-Regeln müsst ihr beachten:
a) Achtet auf einen geraden Rücken.
b) Nie auf die Wirbelsäule treten.
c) Stellt euch auf das Steißbein oder zwischen die Schulterblätter.
d) Steigt immer langsam auf und ab.
e) Turnt immer barfuß auf einer Matte.

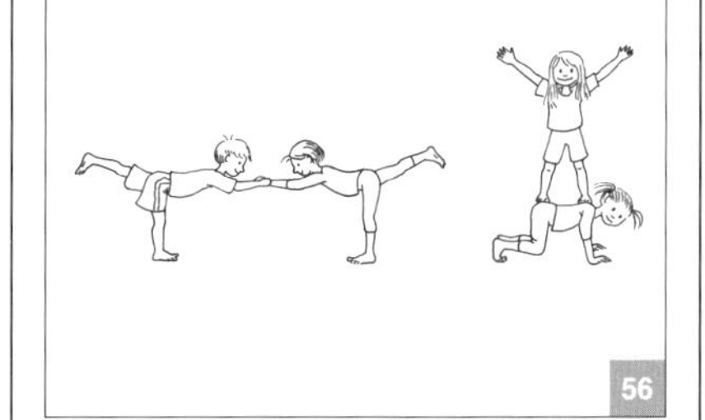

56

Bewertung durch Mitschüler

B: Schnelligkeit

Lauf-Variationen

Wählt:
A: Lauft im Hopserlauf.
B: Lauft mit Anfersen.
C: Lauft im Seitgalopp.
D: Steigert euer Lauftempo.
Lauft immer erst langsam und dann schnell, und nehmt immer erst eine kurze, dann eine lange Strecke.

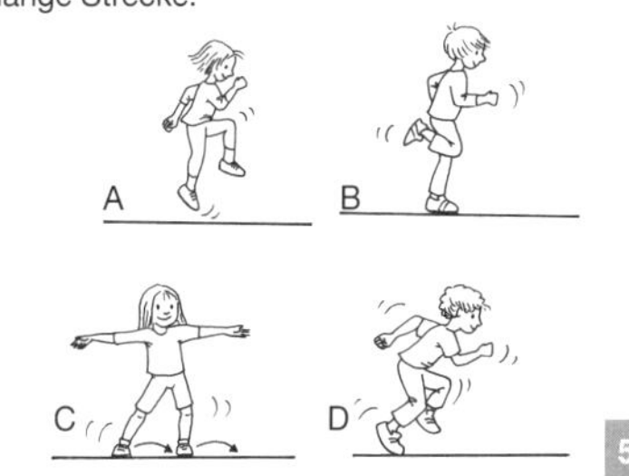

51

Bewertung durch Mitschüler

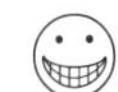     

B: Koordination

Balltreffer

Ihr braucht einen Medizin- oder Basketball und mehrere Tennis- oder Gymnastikbälle.
Zwei Kinder rollen sich einen großen Ball zu. Ein drittes Kind versucht, den großen Ball mit einem kleinen Ball zu treffen. Wechselt.
Wer braucht für drei Treffer die wenigsten Versuche?

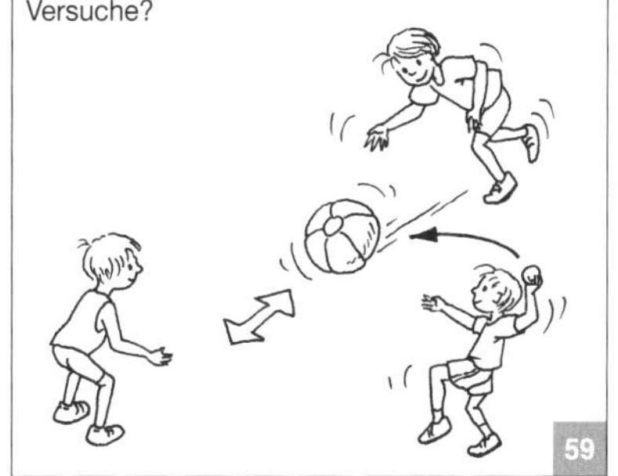

59

Bewertung durch Mitschüler

Deine Gesamtleistung der „Silbernen Fitness-Führerschein-Prüfung“:

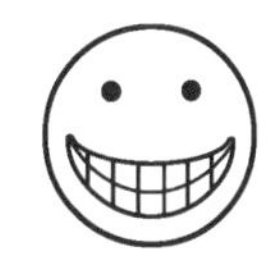 

Super! Gut!

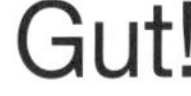

Okay! Naja!

Übe!

Du hast ...
☐ bestanden
☐ noch nicht bestanden.

Datum, Unterschrift d. Lehrers/in:

____

Bernd Wehren: Der Fitness-Führerschein · Best.-Nr. 746
© Brigg Pädagogik Verlag GmbH, Augsburg

Goldener Fitness-Führerschein: Ausdauer

Treppensteigen

Ihr braucht eine Langbank.
2 oder 3 Kinder stellen sich vor die Langbank. Sie steigen auf die Bank und wieder hinunter, das wiederholen sie mehrere Male.
Die anderen zählen, wie oft sie es schaffen.
Wer schafft es 40-, 60-, 80-, 100- oder sogar 120-mal?

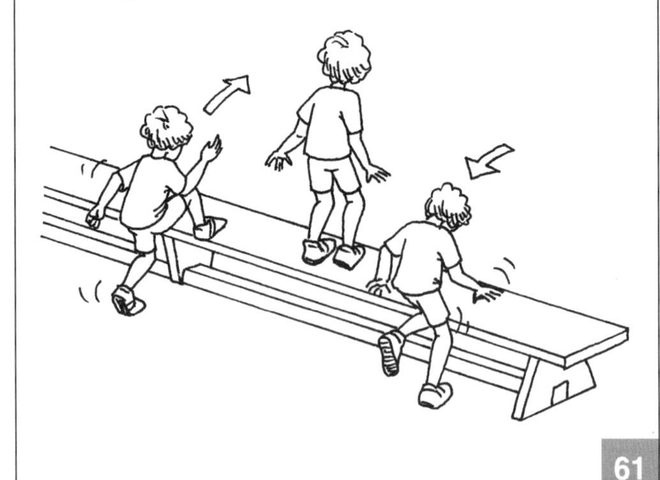

61

Goldener Fitness-Führerschein: Ausdauer

Hockwenden-Läufer

Ihr braucht eine Langbank und zwei Hütchen.
Macht 3–4 Hockwenden an der Langbank.
Lauft um die Hütchen und beginnt wieder von vorne.
Wer schafft 5, 10, 15 oder sogar 20 Runden?

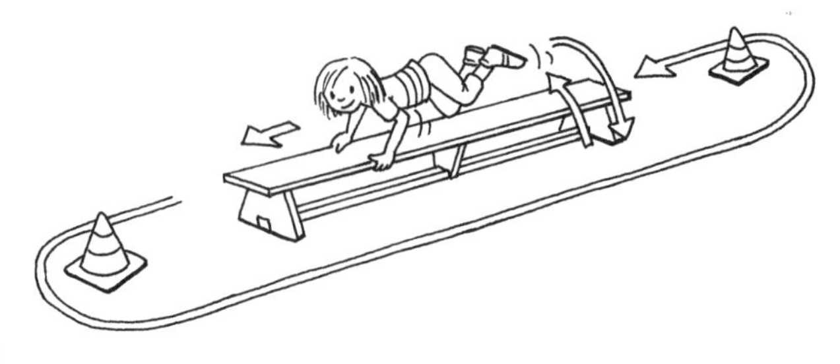

62

Goldener Fitness-Führerschein: Ausdauer

Dauerträger

Ihr braucht einen Stab.
Kind 1 und 2 halten einen Stab. Kind 3 setzt sich darauf und wird von A nach B getragen.
Danach halten Kind 2 und 3 den Stab und Kind 1 wird von B nach A getragen.
Dann halten Kind 1 und 3 den Stab und Kind 2 wird von A nach B getragen.
Schafft ihr 3, 6 oder sogar 9 Strecken?

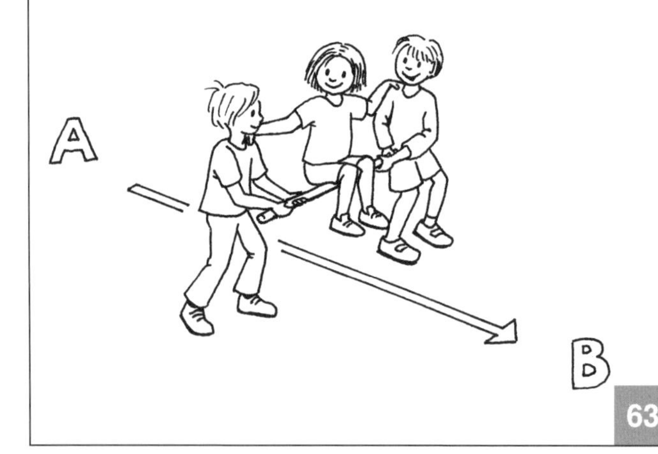

63

Goldener Fitness-Führerschein: Ausdauer

Zahlenlauf

Ihr braucht zehn kleine Zettel, die von 1–10 durchnummeriert sind.
Verteilt sie in einem Feld. Lauft die Zahlen der Reihenfolge nach ab. Beginnt nach der 10 wieder mit der 1.
Wer schafft 3, 5 oder sogar 10 „Zahlen-Runden"?

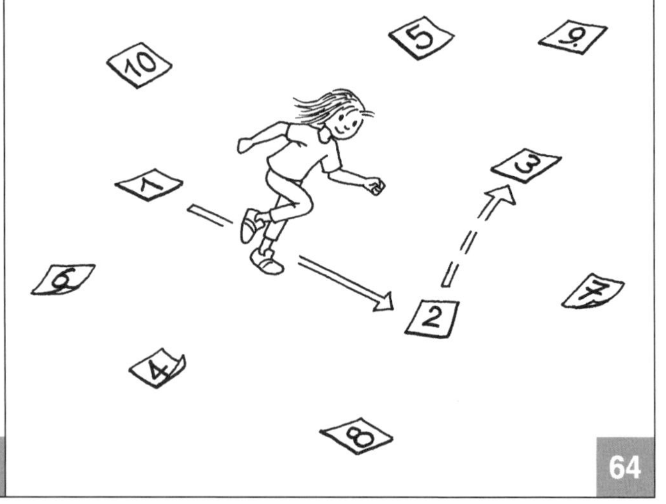

64

Bernd Wehren: Der Fitness-Führerschein · Best.-Nr. 746
© Brigg Pädagogik Verlag GmbH, Augsburg

Goldener Fitness-Führerschein: Ausdauer

Hütchen-Läufer

Ihr braucht 6–10 Hütchen.
Lauft in den verschiedenen Varianten um die Hütchen. Wer schafft 6, 9 oder 12 Runden?

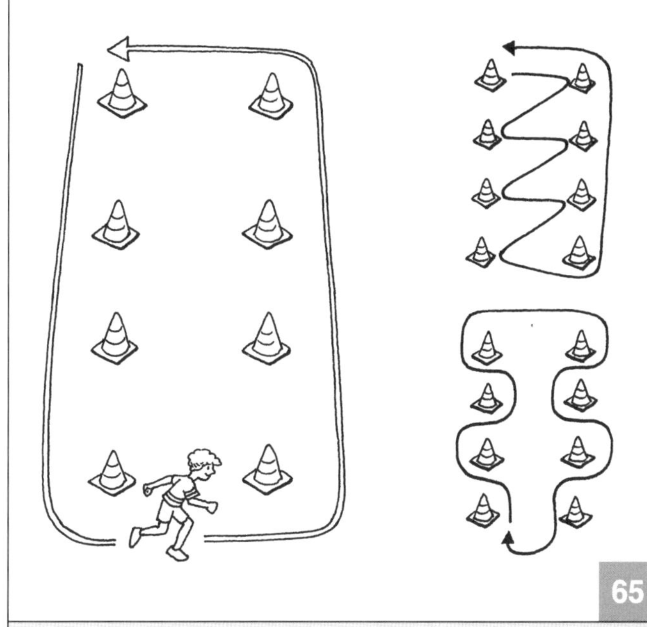

65

Goldener Fitness-Führerschein: Ausdauer

Lauf-Parcours

Ihr braucht fünf Hütchen, zwei Langbänke, drei kleine Kästen, einen großen Kasten und eine kleine Matte.
Baut den Lauf-Parcours auf. Jeder entscheidet selbst, wie er ihn durchläuft.
Wer schafft 5, 10 oder sogar 15 Runden?

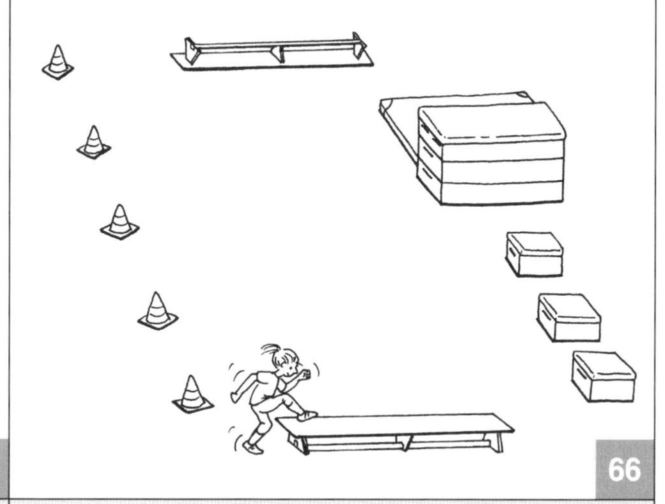

66

Goldener Fitness-Führerschein: Beweglichkeit

Rückenmuskulatur dehnen – C

Ihr braucht eine Matte.
Lege dich mit dem Rücken auf die Matte und lege die Arme entspannt nach hinten. Führe die Beine nach hinten und lege die Knie neben dem Kopf ab. Halte diese Stellung für 30 Sekunden.
Wiederhole die Übung 3–5-mal.

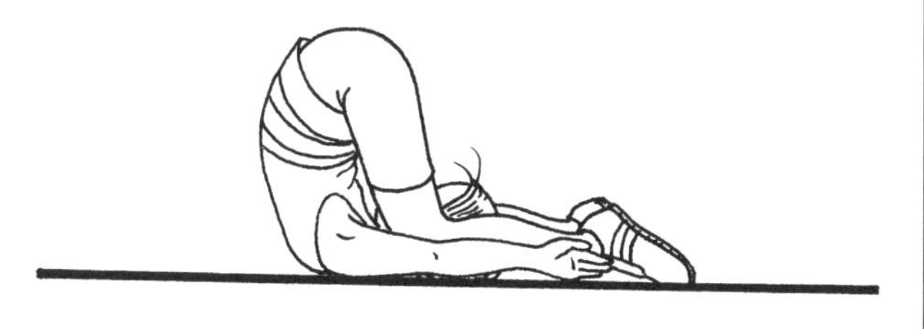

67

Goldener Fitness-Führerschein: Beweglichkeit

Brust- und Schultermuskulatur dehnen

Halte dich rücklings am Rahmen einer Sprossenwand oder einer Tür fest. Schiebe deinen Oberkörper langsam nach vorne, bis in der Brust ein Zug zu spüren ist. Halte diese Stellung für 30 Sekunden.
Wiederhole die Übung 3–5-mal.

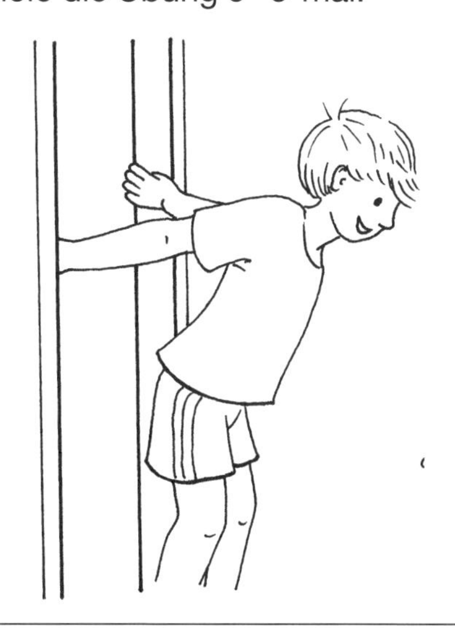

68

Bernd Wehren: Der Fitness-Führerschein · Best.-Nr. 746
© Brigg Pädagogik Verlag GmbH, Augsburg

Goldener Fitness-Führerschein: Beweglichkeit

Oberschenkel vorne dehnen – B

Lege dich auf die linke Seite und deinen Kopf auf deinen linken, nach hinten gestreckten Arm. Ziehe deinen rechten Fuß mit der rechten Hand zum Gesäß, bis du einen Zug im Oberschenkel spürst. Halte diese Stellung für 30 Sekunden. Wechsele die Seitenlage und ziehe den linken Fuß zum Gesäß.
Wiederhole die Übung 3–5-mal.

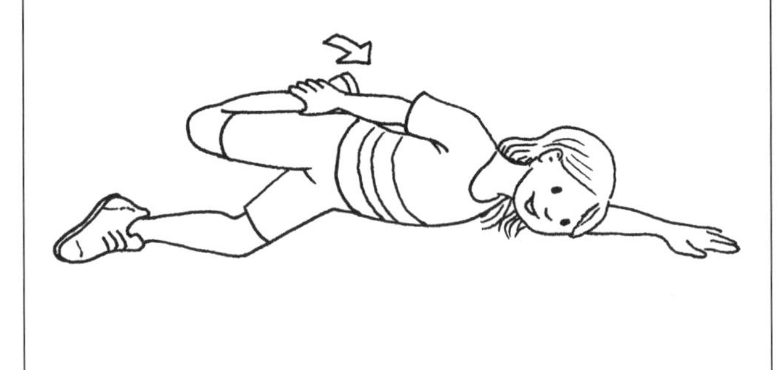

69

Goldener Fitness-Führerschein: Beweglichkeit

Beinmuskulatur dehnen

Setze dich auf den Boden. Führe deine Füße mit den Sohlen zusammen und halte sie. Drücke die Beine mit den Ellbogen nach unten. Halte diese Stellung für 30 Sekunden.
Wiederhole die Übung 3–5-mal.

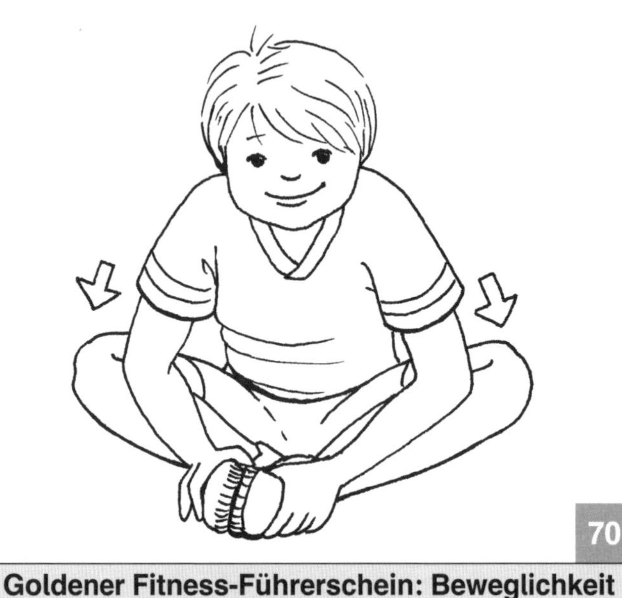

70

Goldener Fitness-Führerschein: Beweglichkeit

Schultergürtelmuskulatur dehnen

Stelle dich schulterbreit hin. Neige den Kopf seitlich nach links und ziehe gleichzeitig den rechten Arm mit dem linken Arm nach unten, bis du einen Zug in der Schultergürtelmuskulatur spürst. Halte diese Stellung für 30 Sekunden.
Wiederhole die Übung 3–5-mal.

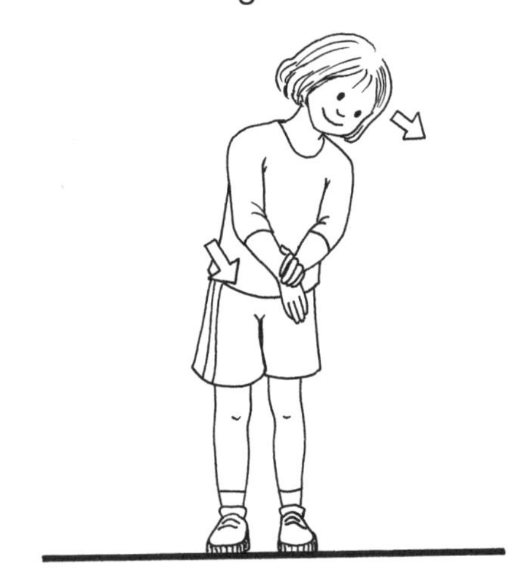

71

Goldener Fitness-Führerschein: Beweglichkeit

Hüftmuskulatur dehnen

Stelle dich auf das linke Bein und schlage das rechte Bein über das linke Bein. Neige den Oberkörper nach vorne, bis du einen Zug spürst. Halte diese Stellung für 30 Sekunden.
Wiederhole die Übung 3–5-mal.

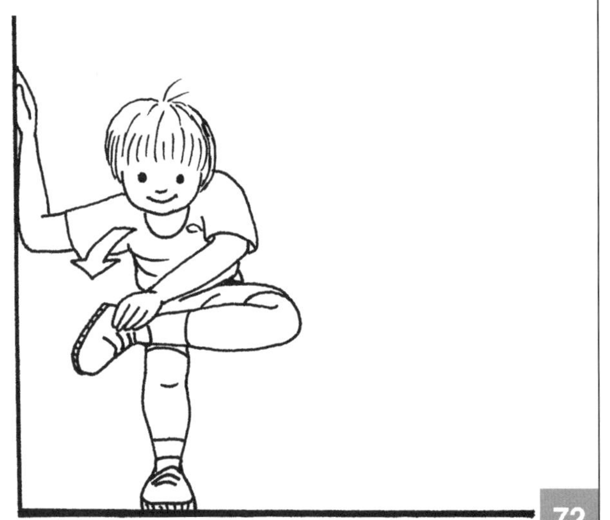

72

Bernd Wehren: Der Fitness-Führerschein · Best.-Nr. 746
© Brigg Pädagogik Verlag GmbH, Augsburg

Goldener Fitness-Führerschein: Kraft

Gesäßmuskel kräftigen

Lege dich auf den Bauch. Hebe und senke langsam ein Bein, ohne es zwischendurch abzulegen. Die Hüfte nicht mit hochheben. Atme aus beim Heben des Beins, atme ein beim Senken des Beins. Wechsele das Bein.

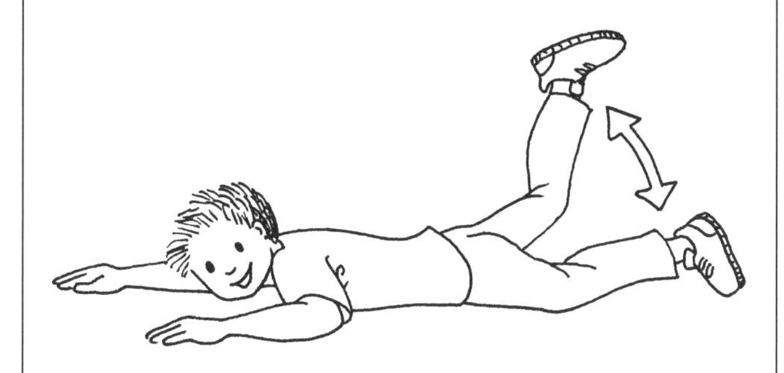

73

Goldener Fitness-Führerschein: Kraft

Seitliche Bauchmuskeln kräftigen

Lege dich auf den Rücken wie unten. Führe den rechten Ellenbogen in die Richtung zum linken Knie und wieder zurück. Wechsele Stellung und Arm. Atme aus, wenn du dich aufrichtest. Atme ein während der Rückwärtsbewegung. Vermeide Pressatmung.

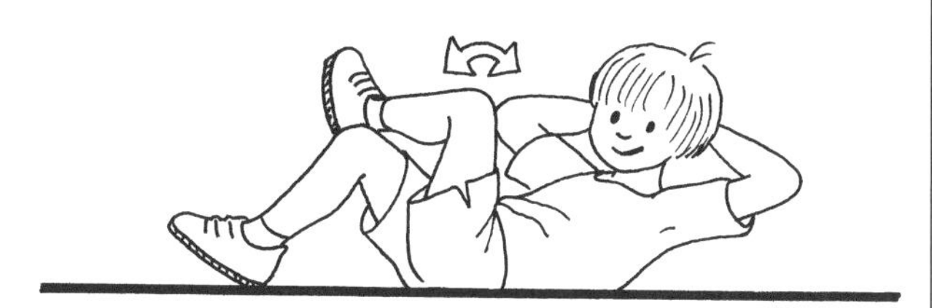

74

Goldener Fitness-Führerschein: Kraft

Arme und Brust kräftigen

Beim Liegestütz hältst du Rumpf und Kopf in einer geraden Linie. Atme ruhig ein und aus.

Knieliegestütz: Lege deine Hände auf eine Matte, die Kniegelenke sind gebeugt. Beuge und strecke deine Arme. Vermeide Pressatmung.

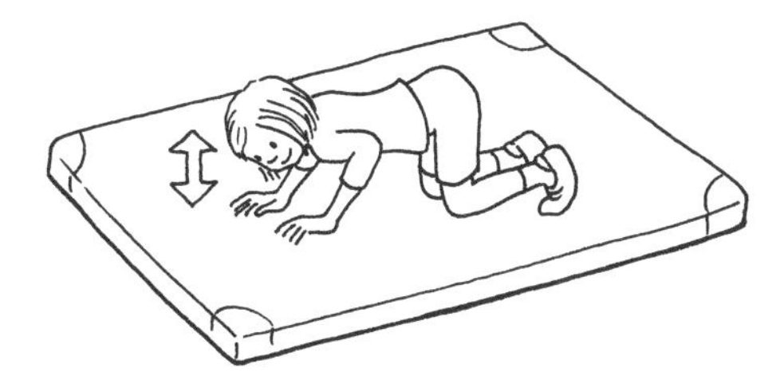

Beim normalen Liegestütz berühren nur Hände und Fußspitzen den Boden. Beuge und strecke die Arme. Vermeide Pressatmung.

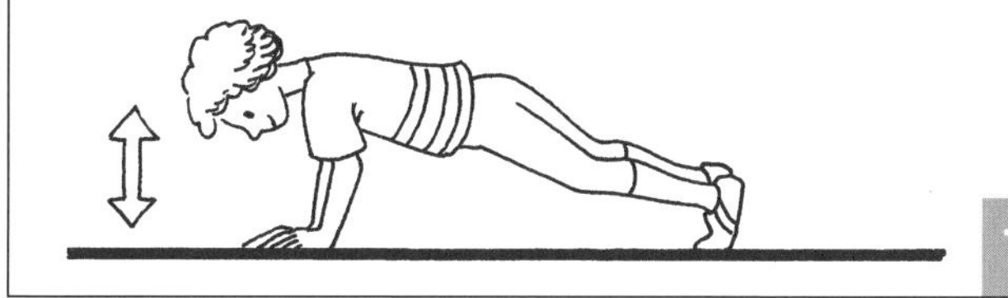

75

Goldener Fitness-Führerschein: Kraft

Rücken kräftigen

Lege dich auf den Rücken, winkele die Beine an und lege die Hände seitlich ab. Das Gesäß liegt auf dem Boden. Hebe nun das Gesäß an, bis Bauch, Hüfte und Oberschenkel eine Linie bilden. Hebe und senke dein Gesäß langsam und atme ruhig.

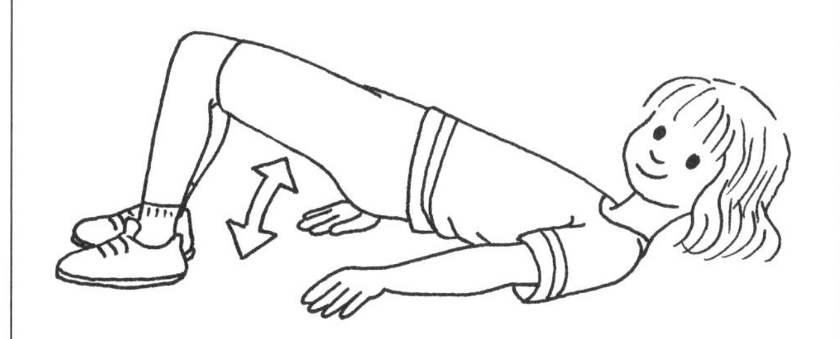

76

Bernd Wehren: Der Fitness-Führerschein · Best.-Nr. 746
© Brigg Pädagogik Verlag GmbH, Augsburg

Goldener Fitness-Führerschein: Kraft

Beine und Bauch kräftigen

Setze dich auf den Boden und stütze dich mit den Armen hinter dem Körper ab. Hebe nun die gebeugten Beine an, sodass die Füße ungefähr 20 cm über dem Boden sind.

Strecke und beuge die Beine langsam. Beim Strecken ausatmen, beim Beugen einatmen.

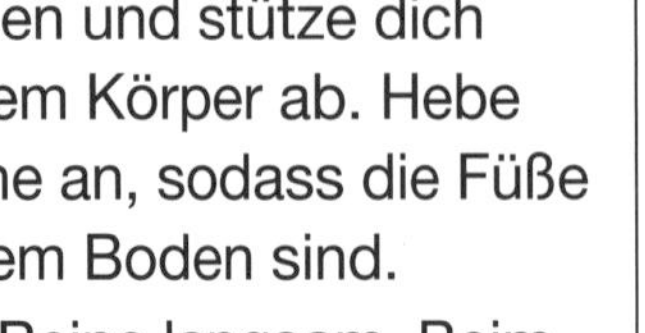

77

Goldener Fitness-Führerschein: Kraft

Bein und Bauch kräftigen

Lege dich auf die Seite und beuge das untere Bein. Hebe das obere, gestreckte Bein und senke es wieder. Der Kopf liegt entspannt auf einem Arm. Atme dabei ruhig ein und aus.

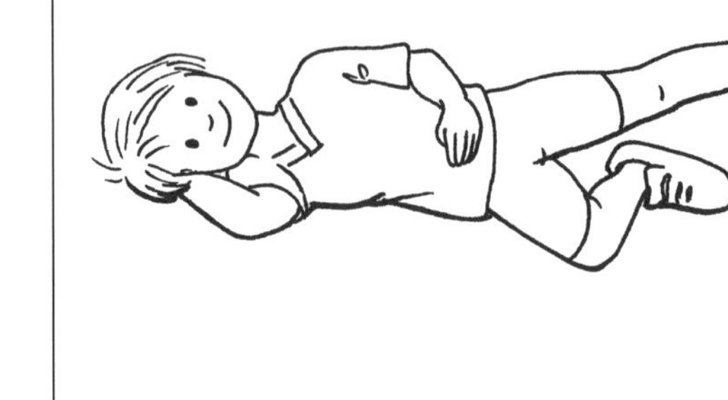

78

Goldener Fitness-Führerschein: Schnelligkeit

Hüft-Halter

Kind 1 steht hinter Kind 2 und hält es an der Hüfte fest. Auf ein Startsignal hin läuft Kind 2 los und Kind 1 versucht es zu bremsen. Kind 1 legt sich dabei nach hinten, Kind 2 nach vorne.

Wichtig: Kind 1 soll das Laufen von Kind 2 zulassen. Kind 1 läuft also bremsend mit „Zwischenstopps“ mit und hält dabei weiterhin die Hüfte von Kind 2.

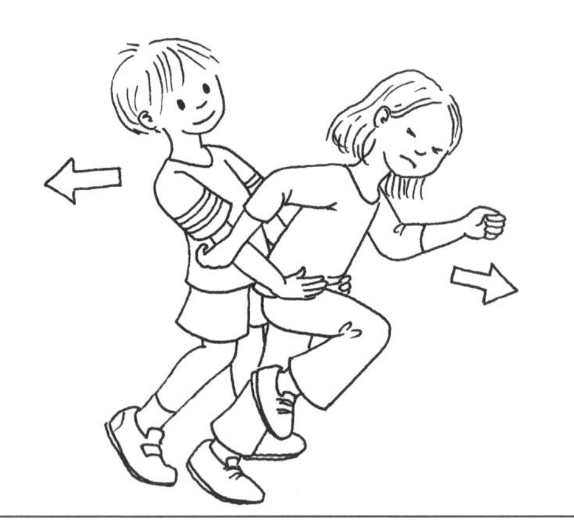

79

Goldener Fitness-Führerschein: Schnelligkeit

Slalom-Dribbler und -Preller

Ihr braucht 4–6 Hütchen, eine Stoppuhr, einen Fußball und einen Handball.

A: Prellt den Handball im Slalom um die Hütchen hin und zurück.

B: Dribbelt den Fußball im Slalom um die Hütchen hin und zurück.

Messt die Zeit. Wer ist am schnellsten?

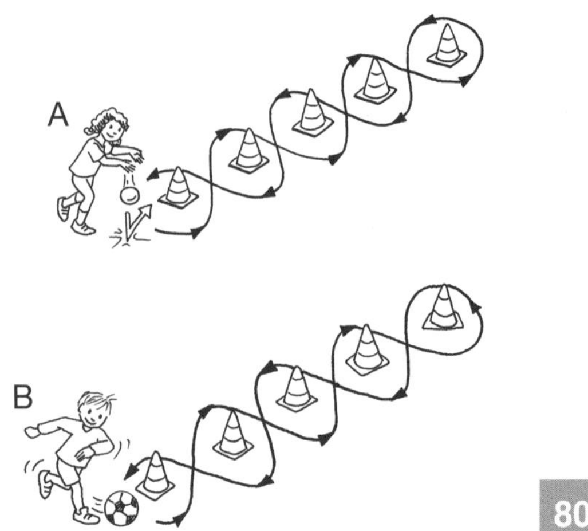

80

Bernd Wehren: Der Fitness-Führerschein · Best.-Nr. 746
© Brigg Pädagogik Verlag GmbH, Augsburg

Goldener Fitness-Führerschein: Schnelligkeit

Fliesen-Slalom

Ihr braucht eine Stoppuhr, 4–6 Hütchen und zwei Teppichfliesen.
Saust mit den Teppichfliesen im Slalom um die Hütchen hin und zurück.
Messt die Zeit. Wer ist am schnellsten?

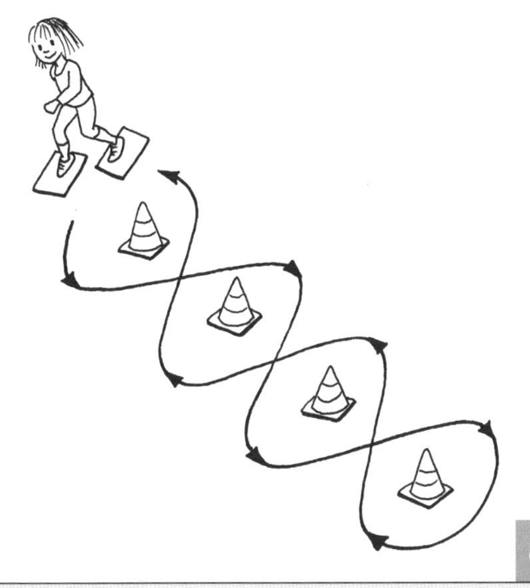

81

Goldener Fitness-Führerschein: Schnelligkeit

Fall- und Tiefstart üben

Beim Fallstart lässt du dich gestreckt nach vorne kippen und sprintest dann über eine Strecke von 10 Metern.

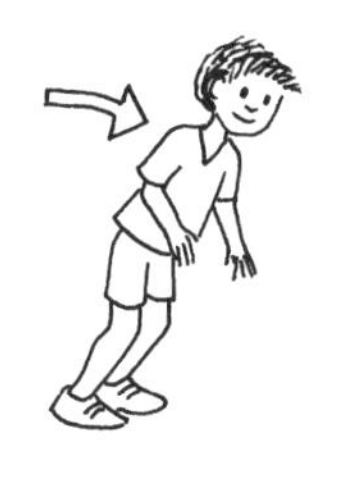

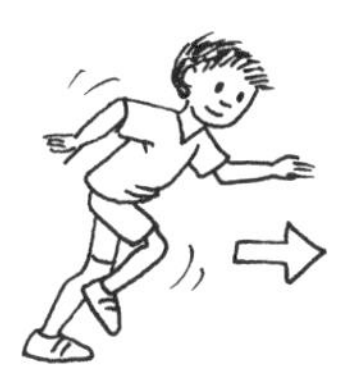

Beim Tiefstart sagt ein Kind das Kommando: „Auf die Plätze! – Fertig! – Los!"

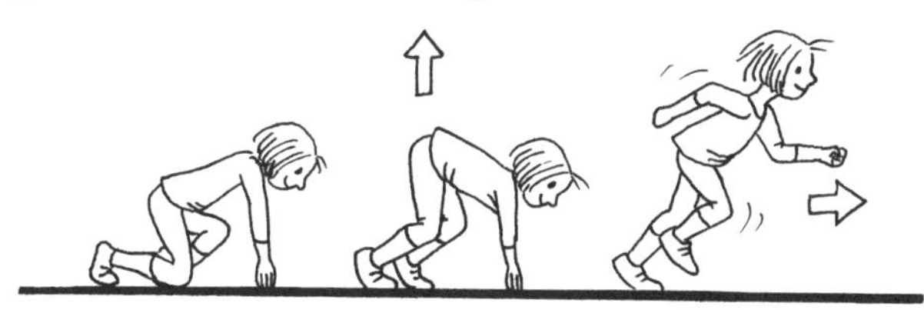

Sprinte nach dem Tiefstart bis zu einer Hallenwand.

82

Goldener Fitness-Führerschein: Schnelligkeit

Biathlon

Ihr braucht eine Stoppuhr, fünf Kegel und einen mit Bällen gefüllten Kasten.
Jeder läuft eine Hallenrunde und wirft vom Kasten aus 3-mal einen Ball gegen die nebeneinander aufgestellten Kegel. Jeder läuft und wirft so lange, bis er alle Kegel umgeworfen hat.
Messt die Zeit. Wer ist am schnellsten?

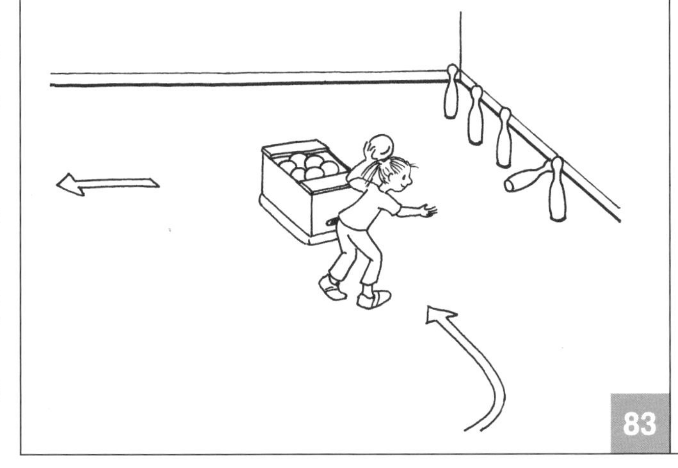

83

Goldener Fitness-Führerschein: Schnelligkeit

Schubkarren-Rennen

Ihr braucht eine Stoppuhr und zwei Hütchen.
Kind 1 nimmt Liegestütz-Stellung ein. Kind 2 hebt die Oberschenkel von Kind 1 hoch.
Auf ein Startsignal hin läuft Kind 1 auf Händen bis zu den Hütchen, während Kind 2 die Oberschenkel trägt und schiebt. Wechselt die Positionen und lauft wieder als „Schubkarre" zurück.
Messt die Zeit? Welches Pärchen ist am schnellsten?

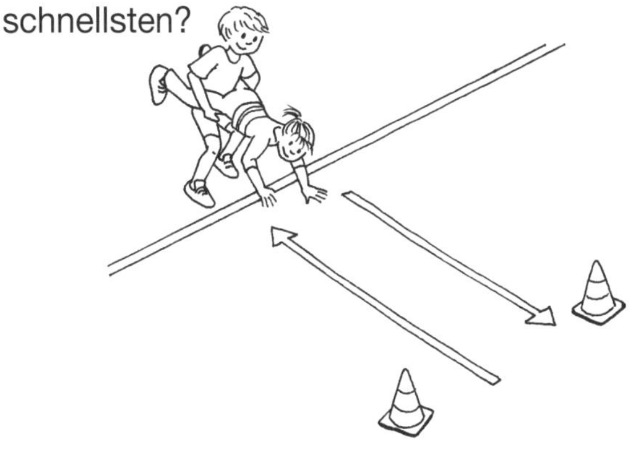

84

Bernd Wehren: Der Fitness-Führerschein · Best.-Nr. 746
© Brigg Pädagogik Verlag GmbH, Augsburg

Goldener Fitness-Führerschein: Koordination

Blinden-Spaziergang

Ihr braucht Bälle, Hütchen und Kästen.

Legt die Gegenstände hintereinander in einer Linie im Abstand von je 1–2 Meter auf den Boden.

Jeder geht einmal mit offenen Augen vorwärts über die Gegenstände und anschließend rückwärts, die anderen Kinder geben dabei Hinweise. Dann geht jeder wieder vorwärts und wieder rückwärts – diesmal ohne Hinweise.

Wer stößt am wenigsten Gegenstände um?

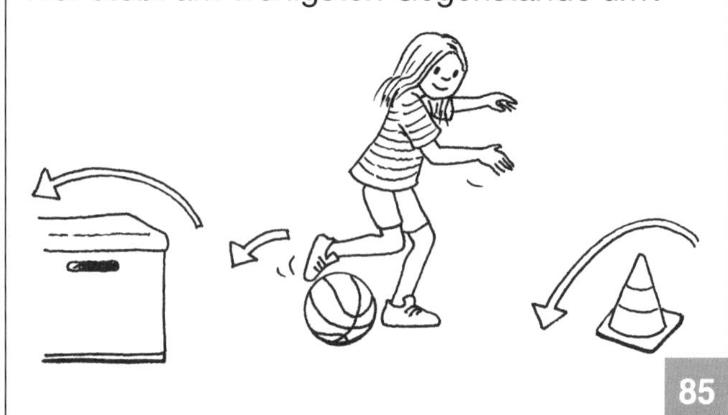

85

Goldener Fitness-Führerschein: Koordination

Langbank-Hüpfer

Ihr braucht zwei Langbänke und drei Medizinbälle.

Bewegt euch – wie unten zu sehen ist – durch die Langbank-Bahn: mehrere Male ohne und mehrere Male mit Medizinbällen.

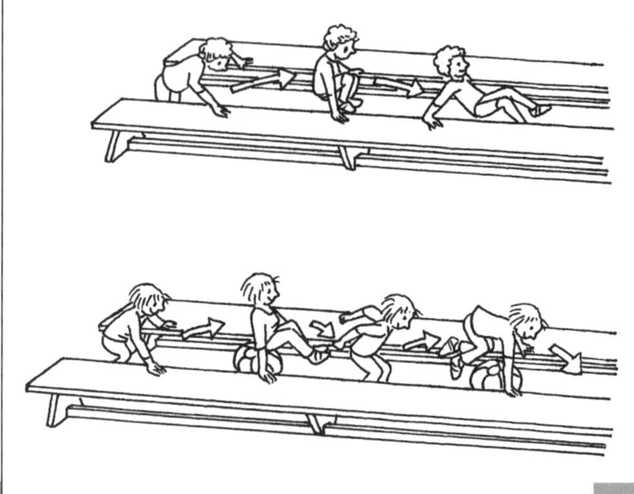

86

Goldener Fitness-Führerschein: Koordination

Teppichfliesen-Lok

Ihr braucht vier Hütchen und zwei Teppichfliesen.

Stellt vier Hütchen hintereinander auf.

Dann stellt ihr euch zu zweit hintereinander auf zwei Teppichfliesen: beide rechte Füße auf der rechten Teppichfliese und beide linken Füße auf der linken Teppichfliese.

Rutscht nun mit euren Füßen im Slalom hin und zurück wie eine Lok: rechts–links–rechts–links …

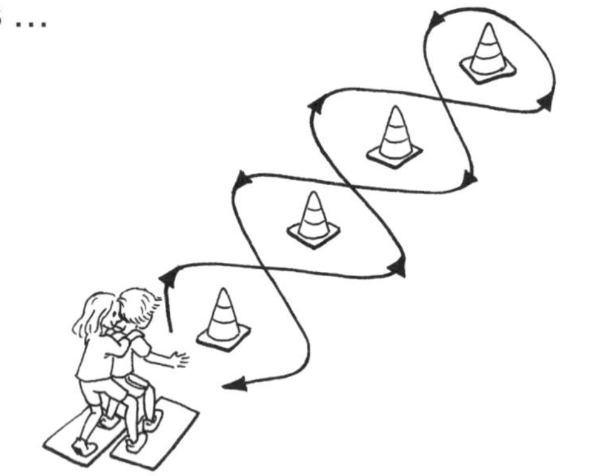

87

Goldener Fitness-Führerschein: Koordination

Zielen und Werfen

Ihr braucht Hütchen, Reifen, Bälle, Kasten, eine Matte, eine Langbank, Säckchen.

Versucht zu zielen, zu werfen und zu treffen:

A: Reifen um Hütchen werfen.

B: Bälle von Bank werfen.

C: Säckchen auf Matte werfen.

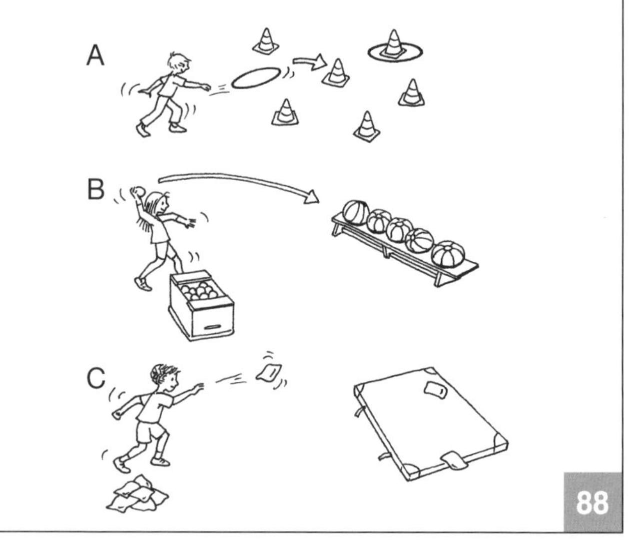

88

Bernd Wehren: Der Fitness-Führerschein · Best.-Nr. 746
© Brigg Pädagogik Verlag GmbH, Augsburg

Goldener Fitness-Führerschein: Koordination

Reifen und Seilchen

Ihr braucht Reifen und Seilchen. Wählt:

A: Rollt euren Reifen vorwärts, lauft daneben und dreht ihn immer weiter.

B: Rollt euch zu zweit den Reifen zu.

C: Könnt ihr den Hula-Hoop-Reifen um die Hüfte kreisen lassen? Probiert es aus.

D: Rollt euren Reifen vorwärts. Gebt ihm aber beim Abwurf einen Rückwärtsdreh, sodass er zurückrollt. Wer schafft das?

E: Hüpft Seilchen – alleine und zu zweit.

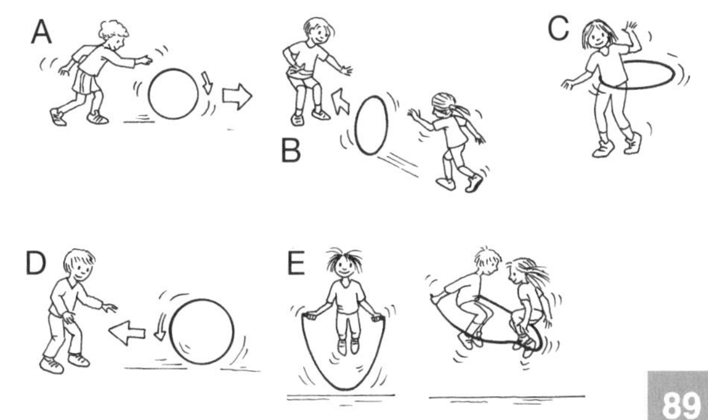

89

Goldener Fitness-Führerschein: Koordination

Gymnastikband

Ihr braucht ein Gymnastikband.
Zeigt diese Figuren mit dem Gymnastikband.

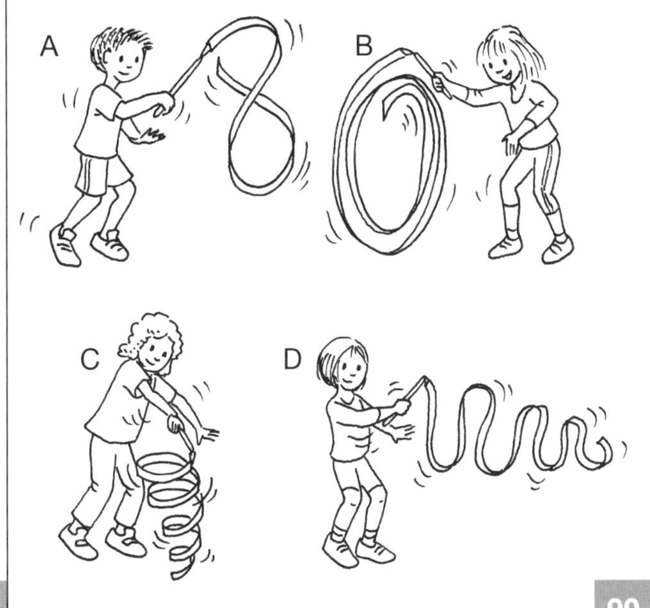

90

So, jetzt bist du fit für die Generalprobe zum goldenen Fitness-Führerschein!

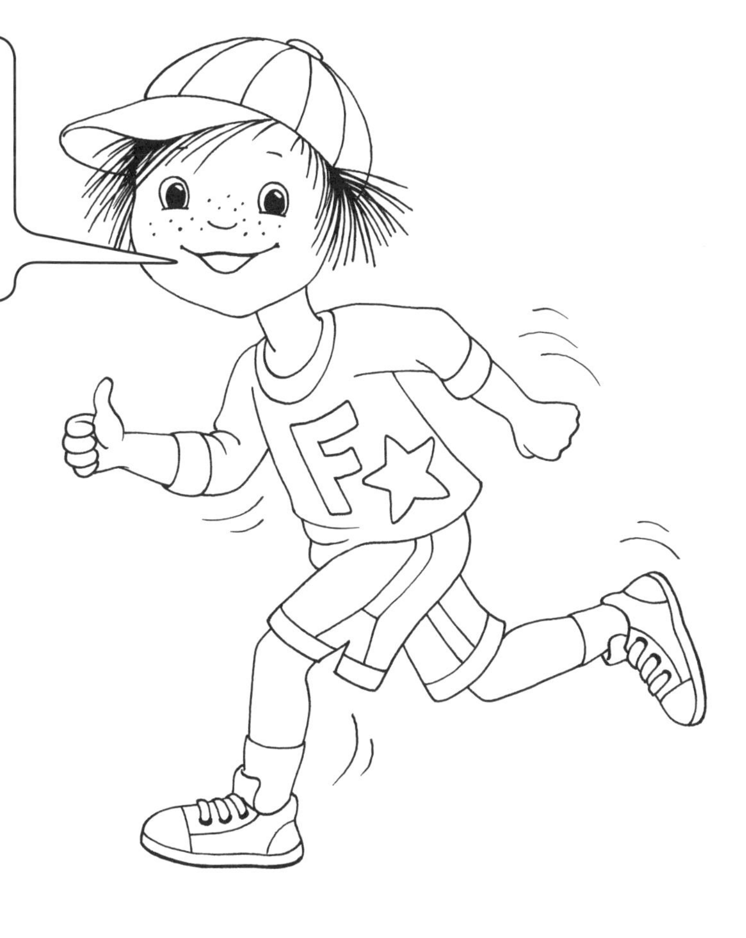

Bernd Wehren: Der Fitness-Führerschein · Best.-Nr. 746
© Brigg Pädagogik Verlag GmbH, Augsburg

Generalprobe: Goldener Fitness-Führerschein

Name: ______________________________

Wähle A oder B bei jedem Fitness-Bereich neu.

A: Ausdauer

Treppensteigen

Ihr braucht eine Langbank.
2 oder 3 Kinder stellen sich vor die Langbank. Sie steigen auf die Bank und wieder hinunter, das wiederholen sie mehrere Male.
Die anderen zählen, wie oft sie es schaffen.
Wer schafft es 40-, 60-, 80-, 100- oder sogar 120-mal?

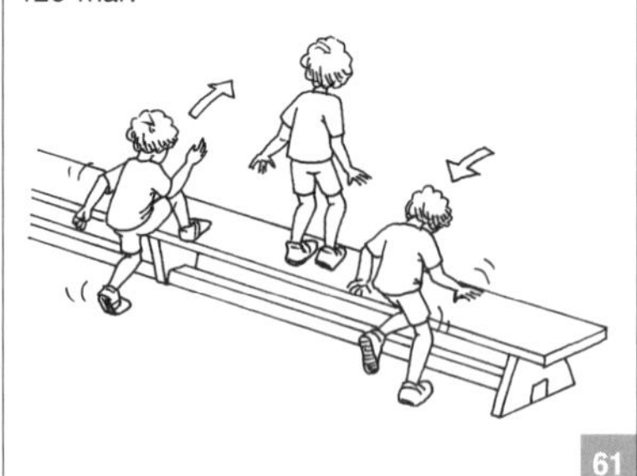

61

Bewertung durch Mitschüler

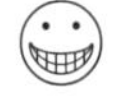    

A: Beweglichkeit

Brust- und Schultermuskulatur dehnen

Halte dich rücklings am Rahmen einer Sprossenwand oder einer Tür fest. Schiebe deinen Oberkörper langsam nach vorne, bis in der Brust ein Zug zu spüren ist. Halte diese Stellung für 30 Sekunden.
Wiederhole die Übung 3–5-mal.

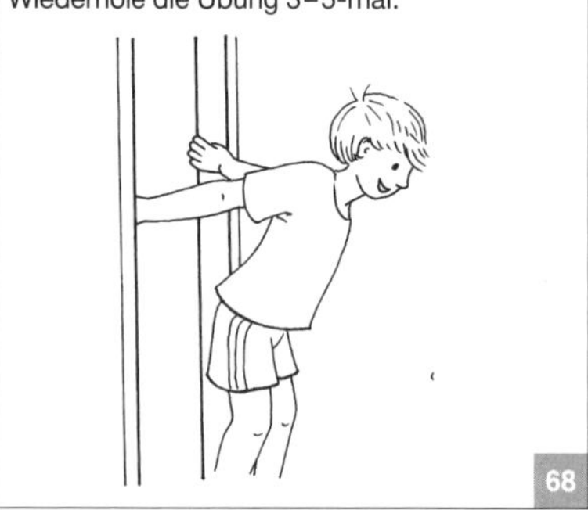

68

Bewertung durch Mitschüler

  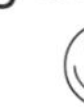  

A: Kraft

Gesäßmuskel kräftigen

Lege dich auf den Bauch. Hebe und senke langsam ein Bein, ohne es zwischendurch abzulegen. Die Hüfte nicht mit hochheben. Atme aus beim Heben des Beins, atme ein beim Senken des Beins. Wechsele das Bein.

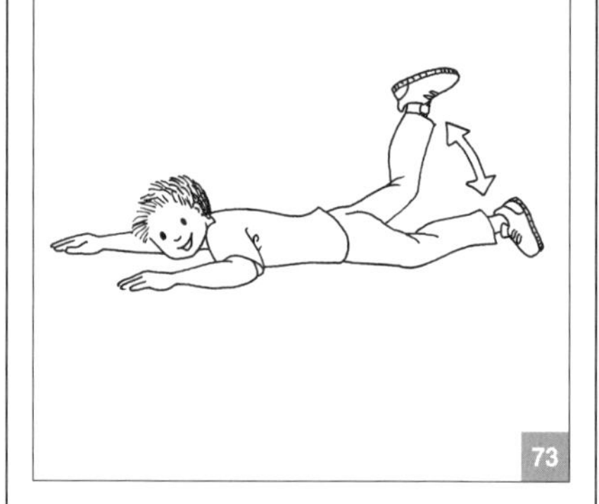

73

Bewertung durch Mitschüler

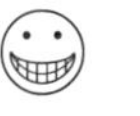    

B: Ausdauer

Zahlenlauf

Ihr braucht zehn kleine Zettel, die von 1–10 durchnummeriert sind.
Verteilt sie in einem Feld. Lauft die Zahlen der Reihenfolge nach ab. Beginnt nach der 10 wieder mit der 1.
Wer schafft 3, 5 oder sogar 10 „Zahlen-Runden"?

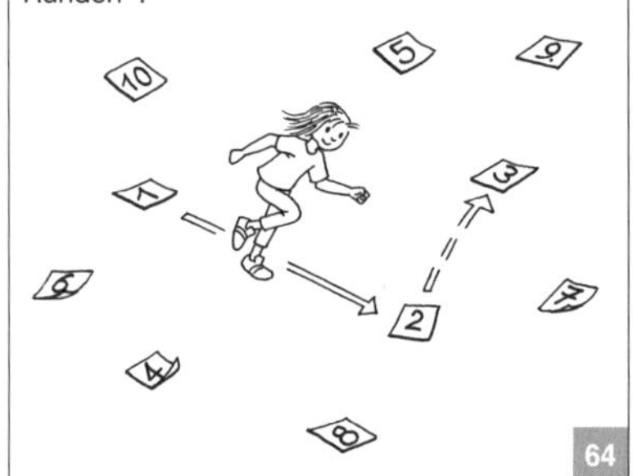

64

Bewertung durch Mitschüler

B: Beweglichkeit

Beinmuskulatur dehnen

Setze dich auf den Boden. Führe deine Füße mit den Sohlen zusammen und halte sie. Drücke die Beine mit den Ellbogen nach unten. Halte diese Stellung für 30 Sekunden.
Wiederhole die Übung 3–5-mal.

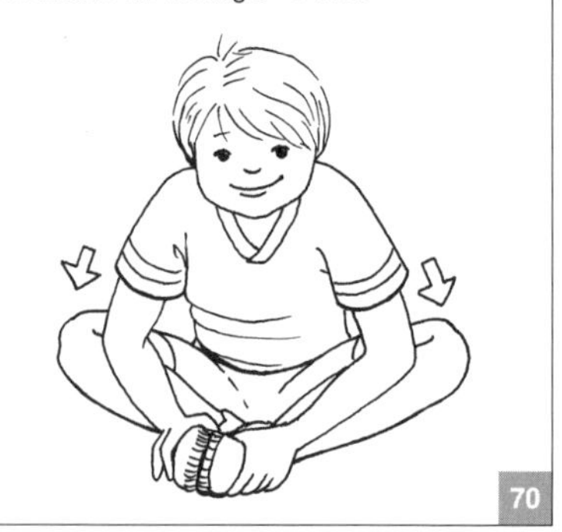

70

Bewertung durch Mitschüler

   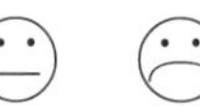

B: Kraft

Rücken kräftigen

Lege dich auf den Rücken, winkele die Beine an und lege die Hände seitlich ab. Das Gesäß liegt auf dem Boden. Hebe nun das Gesäß an, bis Bauch, Hüfte und Oberschenkel eine Linie bilden. Hebe und senke dein Gesäß langsam und atme ruhig.

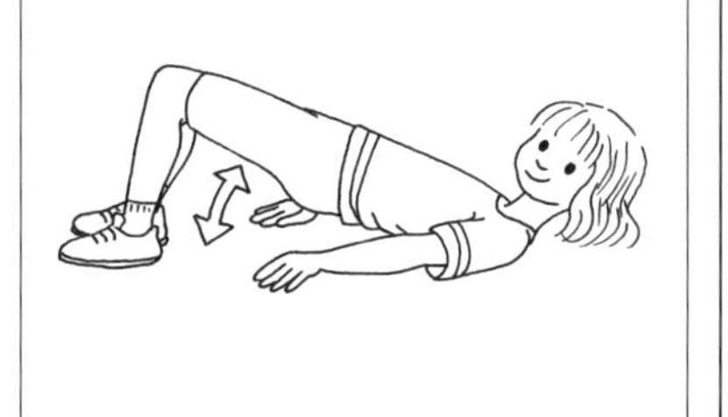

76

Bewertung durch Mitschüler

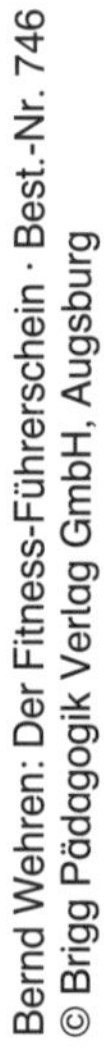
Bernd Wehren: Der Fitness-Führerschein · Best.-Nr. 746
© Brigg Pädagogik Verlag GmbH, Augsburg

Generalprobe: Goldener Fitness-Führerschein

Name: ______________________________

Wähle A <u>oder</u> B bei jedem Fitness-Bereich neu.

A: Schnelligkeit

Fliesen-Slalom

Ihr braucht eine Stoppuhr, 4–6 Hütchen und zwei Teppichfliesen.
Saust mit den Teppichfliesen im Slalom um die Hütchen hin und zurück.
Messt die Zeit. Wer ist am schnellsten?

81

Bewertung durch Mitschüler

A: Koordination

Teppichfliesen-Lok

Ihr braucht vier Hütchen und zwei Teppichfliesen.
Stellt vier Hütchen hintereinander auf.
Dann stellt ihr euch zu zweit hintereinander auf zwei Teppichfliesen: beide rechte Füße auf der rechten Teppichfliese und beide linken Füße auf der linken Teppichfliese.
Rutscht nun mit euren Füßen im Slalom hin und zurück wie eine Lok: rechts–links–rechts–links …

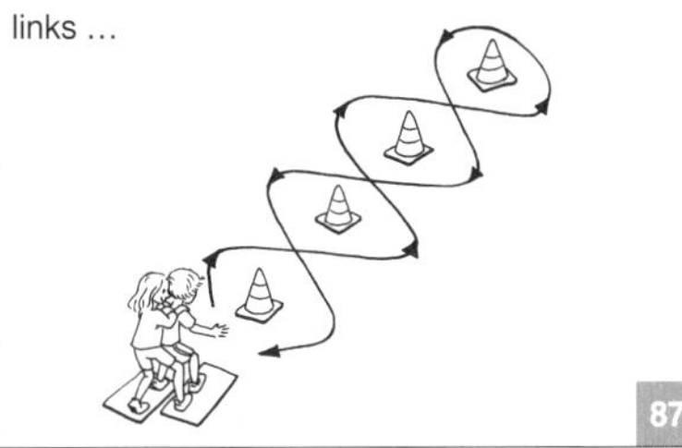

87

Bewertung durch Mitschüler

Tipps:

____

B: Schnelligkeit

Biathlon

Ihr braucht eine Stoppuhr, fünf Kegel und einen mit Bällen gefüllten Kasten.
Jeder läuft eine Hallenrunde und wirft vom Kasten aus 3-mal einen Ball gegen die nebeneinander aufgestellten Kegel. Jeder läuft und wirft so lange, bis er alle Kegel umgeworfen hat.
Messt die Zeit. Wer ist am schnellsten?

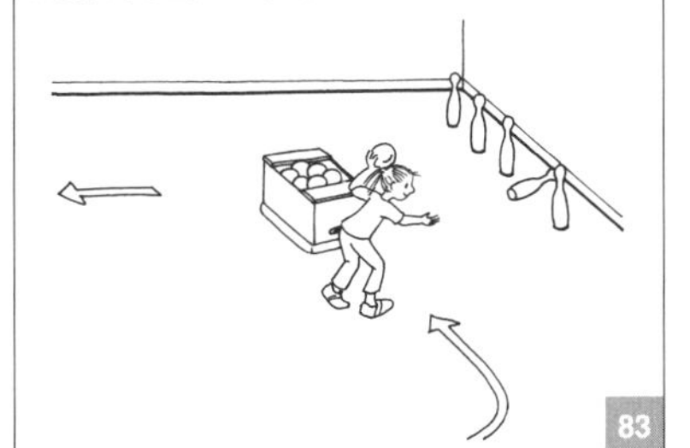

83

Bewertung durch Mitschüler

B: Koordination

Reifen und Seilchen

Ihr braucht Reifen und Seilchen. Wählt:
A: Rollt euren Reifen vorwärts, lauft daneben und dreht ihn immer weiter.
B: Rollt euch zu zweit den Reifen zu.
C: Könnt ihr den Hula-Hoop-Reifen um die Hüfte kreisen lassen? Probiert es aus.
D: Rollt euren Reifen vorwärts. Gebt ihm aber beim Abwurf einen Rückwärtsdreh, sodass er zurückrollt. Wer schafft das?
E: Hüpft Seilchen – alleine und zu zweit.

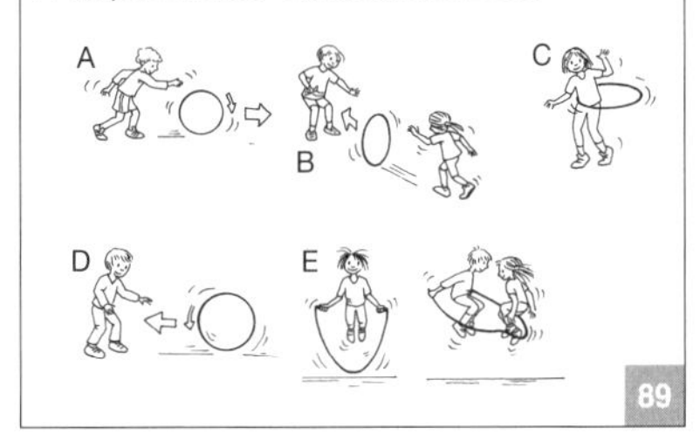

89

Bewertung durch Mitschüler

Bernd Wehren: Der Fitness-Führerschein · Best.-Nr. 746
© Brigg Pädagogik Verlag GmbH, Augsburg

Prüfung: Goldener Fitness-Führerschein

Name: ______________________________

Wähle A oder B bei jedem Fitness-Bereich neu.

A: Ausdauer

Hockwenden-Läufer

Ihr braucht eine Langbank und zwei Hütchen.
Macht 3–4 Hockwenden an der Langbank.
Lauft um die Hütchen und beginnt wieder von vorne.
Wer schafft 5, 10, 15 oder sogar 20 Runden?

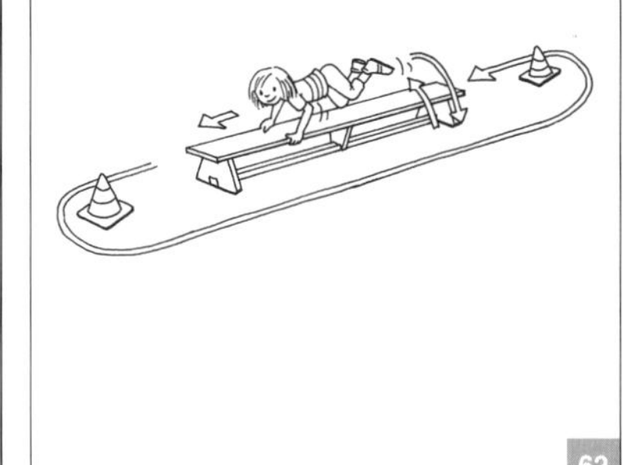

62

Bewertung durch Mitschüler

A: Beweglichkeit

Rückenmuskulatur dehnen – C

Ihr braucht eine Matte.
Lege dich mit dem Rücken auf die Matte und lege die Arme entspannt nach hinten. Führe die Beine nach hinten und lege die Knie neben dem Kopf ab. Halte diese Stellung für 30 Sekunden.
Wiederhole die Übung 3–5-mal.

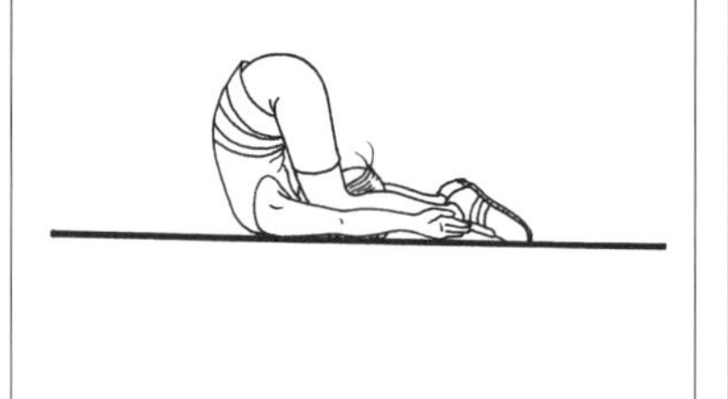

67

Bewertung durch Mitschüler

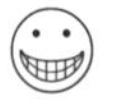   

A: Kraft

Arme und Brust kräftigen

Beim Liegestütz hältst du Rumpf und Kopf in einer geraden Linie. Atme ruhig ein und aus.

Knieliegestütz: Lege deine Hände auf eine Matte, die Kniegelenke sind gebeugt. Beuge und strecke deine Arme. Vermeide Pressatmung.

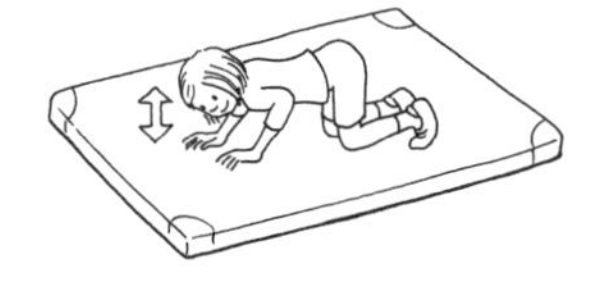

Beim normalen Liegestütz berühren nur Hände und Fußspitzen den Boden. Beuge und strecke die Arme. Vermeide Pressatmung.

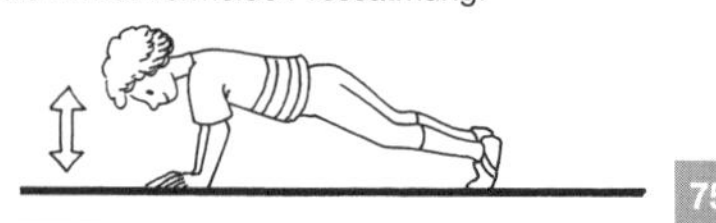

75

Bewertung durch Mitschüler

B: Ausdauer

Hütchen-Läufer

Ihr braucht 6–10 Hütchen.
Lauft in den verschiedenen Varianten um die Hütchen. Wer schafft 6, 9 oder 12 Runden?

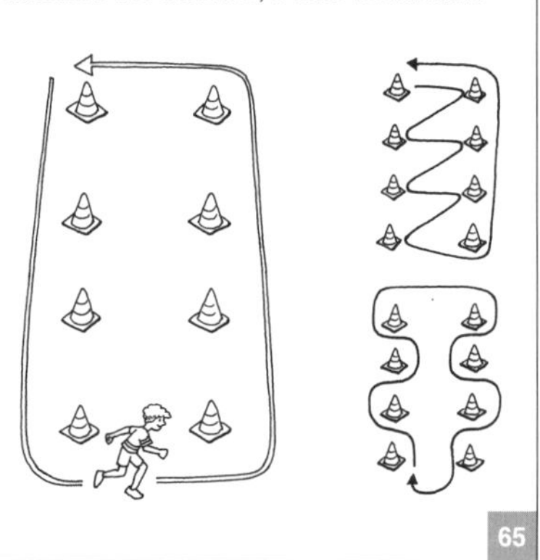

65

Bewertung durch Mitschüler

   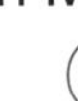 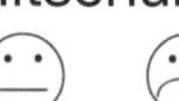 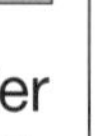

B: Beweglichkeit

Oberschenkel vorne dehnen – B

Lege dich auf die linke Seite und deinen Kopf auf deinen linken, nach hinten gestreckten Arm. Ziehe deinen rechten Fuß mit der rechten Hand zum Gesäß, bis du einen Zug im Oberschenkel spürst. Halte diese Stellung für 30 Sekunden. Wechsele die Seitenlage und ziehe den linken Fuß zum Gesäß.
Wiederhole die Übung 3–5-mal.

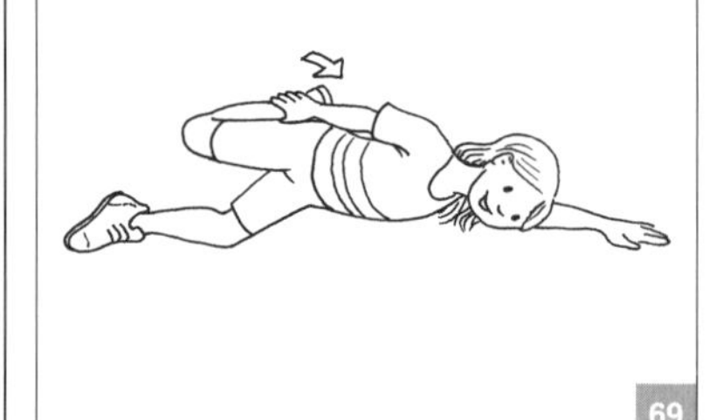

69

Bewertung durch Mitschüler

B: Kraft

Beine und Bauch kräftigen

Setze dich auf den Boden und stütze dich mit den Armen hinter dem Körper ab. Hebe nun die gebeugten Beine an, sodass die Füße ungefähr 20 cm über dem Boden sind.
Strecke und beuge die Beine langsam. Beim Strecken ausatmen, beim Beugen einatmen.

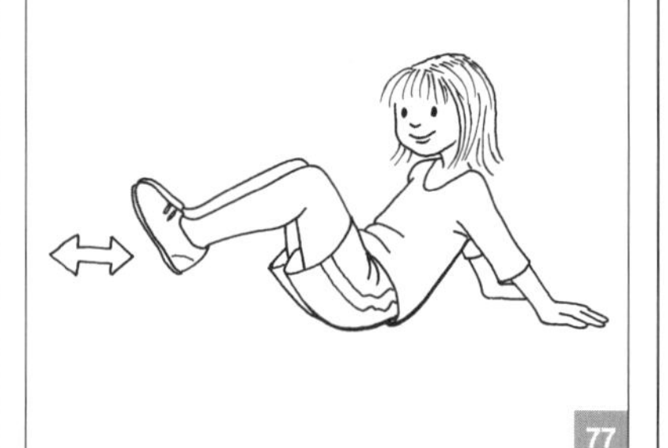

77

Bewertung durch Mitschüler

Bernd Wehren: Der Fitness-Führerschein · Best.-Nr. 746
© Brigg Pädagogik Verlag GmbH, Augsburg

Prüfung: Goldener Fitness-Führerschein

Name: ______________________________

Wähle A <u>oder</u> B bei jedem Fitness-Bereich neu.

A: Schnelligkeit

Slalom-Dribbler und -Preller

Ihr braucht 4–6 Hütchen, eine Stoppuhr, einen Fußball und einen Handball.

A: Prellt den Handball im Slalom um die Hütchen hin und zurück.

B: Dribbelt den Fußball im Slalom um die Hütchen hin und zurück.

Messt die Zeit. Wer ist am schnellsten?

A

B

80

Bewertung durch Mitschüler

A: Koordination

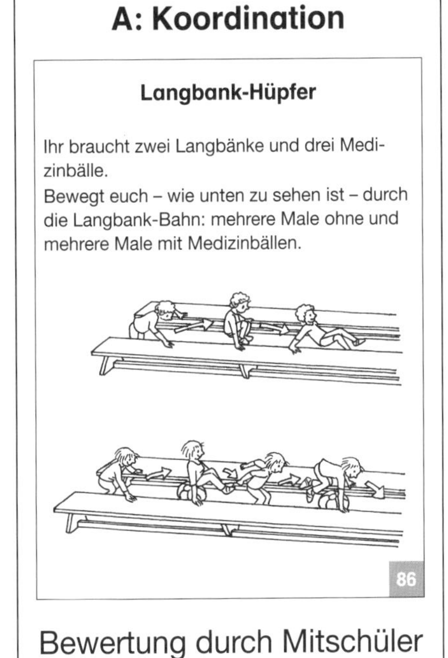

Langbank-Hüpfer

Ihr braucht zwei Langbänke und drei Medizinbälle.

Bewegt euch – wie unten zu sehen ist – durch die Langbank-Bahn: mehrere Male ohne und mehrere Male mit Medizinbällen.

86

Bewertung durch Mitschüler

B: Schnelligkeit

Fall- und Tiefstart üben

Beim Fallstart lässt du dich gestreckt nach vorne kippen und sprintest dann über eine Strecke von 10 Metern.

Beim Tiefstart sagt ein Kind das Kommando: „Auf die Plätze! – Fertig! – Los!"

Sprinte nach dem Tiefstart bis zu einer Hallenwand.

82

Bewertung durch Mitschüler

B: Koordination

Zielen und Werfen

Ihr braucht Hütchen, Reifen, Bälle, Kasten, eine Matte, eine Langbank, Säckchen.

Versucht zu zielen, zu werfen und zu treffen:

A: Reifen um Hütchen werfen.

B: Bälle von Bank werfen.

C: Säckchen auf Matte werfen.

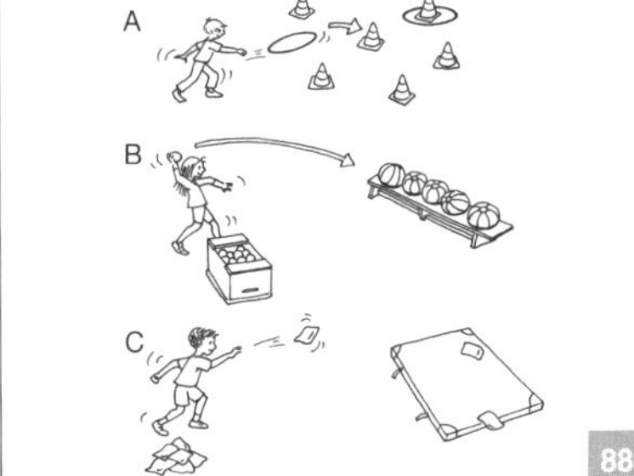

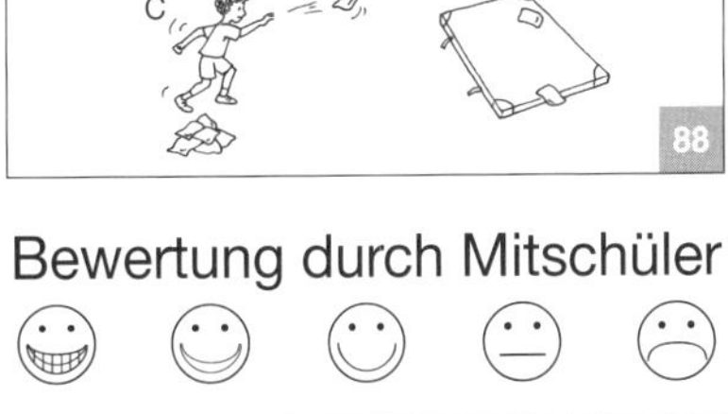

88

Bewertung durch Mitschüler

Deine Gesamtleistung der „Goldenen Fitness-Führerschein-Prüfung":

Super!

Gut!

Okay!

Naja!

Übe!

Du hast ...

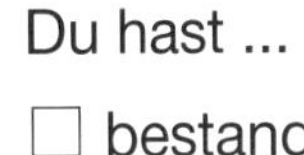

☐ bestanden

☐ noch nicht bestanden.

Datum, Unterschrift d. Lehrers/in:

____

Bernd Wehren: Der Fitness-Führerschein · Best.-Nr. 746
© Brigg Pädagogik Verlag GmbH, Augsburg

Urkunde

für

____

Du hast die Prüfungen zum

Fitness-Führerschein

mit Erfolg bestanden.

Herzlichen Glückwunsch!

Du bist nun ausdauernder, beweglicher, gewandter, kräftiger und schneller.

Toll! Weiter so!

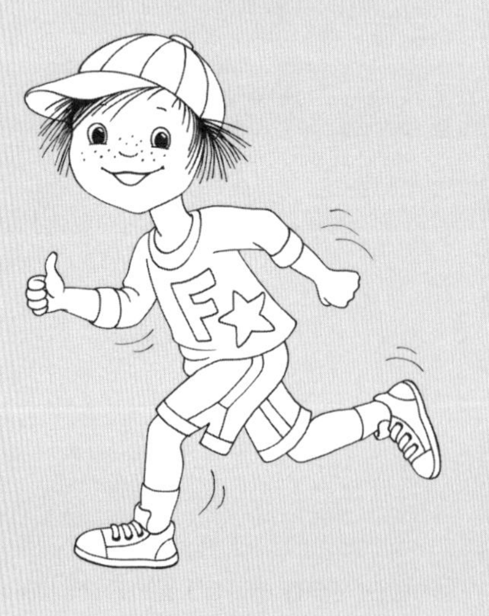

____

Datum, Unterschrift

Bernd Wehren: Der Fitness-Führerschein · Best.-Nr. 746
© Brigg Pädagogik Verlag GmbH, Augsburg

Ausdauer	Kraft
Trampen Bildet eine 3er-, 4er- oder 5er-Gruppe. Kind A fasst Kind B an die Hand. Zusammen laufen sie im Kreis oder zu einer Wand und zurück. Danach macht Kind A eine Pause und Kind B fasst Kind C an die Hand. Nun laufen sie zusammen. Usw.	**Kraft-Kämpfe – E** Ihr braucht eine Matte. Zwei Kinder sind im Liegestütz auf einer Matte und versuchen, sich gegenseitig die Arme wegzuziehen.
Schnelligkeit	**Beweglichkeit**
Schnelle Zeitung Ihr braucht mehrere Zeitungen und eine Fahnenstange. Lauft mit der Zeitung auf dem Bauch um eine Fahnenstange, ohne dass ihr dabei die Zeitung verliert. Lauft auch gegeneinander. Wer ist schneller? Wer kann so auch rückwärts laufen?	**Hals- und Nackenmuskulatur dehnen** Neige im Stand deinen Kopf langsam nach links oder rechts. Unterstütze die Seitneigung des Kopfes vorsichtig mit einer Hand, bis du einen leichten Zug an der seitlichen Halsmuskulatur verspürst. Halte diese Stellung für 30 Sekunden. Neige deinen Kopf danach in die andere Richtung. Wiederhole die Übung 3–5-mal.

Bernd Wehren: Der Fitness-Führerschein · Best.-Nr. 746
© Brigg Pädagogik Verlag GmbH, Augsburg

Ausdauer

Tierlauf

Bildet eine 3er-, 4er- oder 5er-Gruppe. Lauft im Kreis oder zu einer Wand und zurück.
Ein Kind ahmt z. B. eine Kreisrunde ein Tier pantomimisch nach. Das Kind, das das Tier errät, darf das nächste Tier nachahmen. Wenn alle Kinder deiner Laufgruppe einmal ein Tier nachgeahmt haben und auch so gelaufen sind, macht ihr eine Gehpause. Beispiele: Frosch, Känguru, Spinne …

Kraft

Kraft-Kämpfe – F

Ihr braucht eine Langbank.
Zwei Kinder stehen auf einer umgedrehten Langbank und versuchen, sich gegenseitig von der Bank zu drücken, ohne dabei die Arme einzusetzen.

Beweglichkeit

Oberschenkel hinten dehnen

Überkreuze deine Beine, wobei sich die Außenseiten deiner Füße berühren. Deine Knie sind gestreckt. Beuge nun langsam den Oberkörper nach vorne, bis du hinten im Oberschenkel einen leichten Zug verspürst. Halte diese Stellung für 30 Sekunden. Wechsele danach die Beine.
Wiederhole die Übung 3–5-mal.

Schnelligkeit

Schneller Luftballon

Ihr braucht mehrere Luftballons und zwei Hütchen.
Stellt die Hütchen in einem Abstand von etwa 4 Metern auf. Jedes Kind hält einen Luftballon zwischen den Beinen fest und hüpft mit dem Ballon hin und zurück. Hüpft auch gegeneinander. Wer ist schneller?

Bernd Wehren: Der Fitness-Führerschein · Best.-Nr. 746
© Brigg Pädagogik Verlag GmbH, Augsburg

Koordination

Der Roboter

Wählt verschiedene Sportgeräte aus und baut einen Parcours damit auf.
Ein Kind ist nun der Roboter, der nur auf Kommandos (rechts, links ...) reagiert. Der Roboter bewegt sich immer vorwärts, bleibt nie stehen und darf nie eine Wand oder einen Gegenstand berühren. Versucht, den Roboter durch den Parcours zu befördern.

Kraft

Kraft-Kämpfe – G

Ihr braucht einen Reifen und eine Matte.
Zwei Kinder stehen auf einer Matte und legen einen Reifen zwischen sich. Sie halten sich mit einer Hand fest und versuchen, sich gegenseitig in den Reifen zu ziehen.

Ausdauer

Stoppuhr-Kind

Ihr braucht ein Seilchen und einen Ball.
Kind 1 macht verschiedene Übungen:
20 x Seilspringen, 20 x Ball gegen Wand werfen, 20 x Hampelmann und 20 x Strecksprung. Kind 2 läuft währenddessen Kreisrunden. Wechselt.
Wer läuft die meisten Runden?

Beweglichkeit

Rückenmuskulatur dehnen – D

Stelle dich hin und beuge dich nach vorne, sodass sich dein Kopf vor oder zwischen deinen Knien befindet. Mache einen Rundrücken. Umgreife nun mit deinen Armen deine Beine von hinten und strecke langsam deine Knie, bis du einen Zug im Rücken spürst. Halte diese Stellung für 30 Sekunden.
Wiederhole die Übung 3–5-mal.

Bernd Wehren: Der Fitness-Führerschein · Best.-Nr. 746
© Brigg Pädagogik Verlag GmbH, Augsburg

Beweglichkeit

Brustmuskulatur dehnen

Stelle dich an und lehne deinen linken Arm an eine Wand. Stelle dein linkes Bein etwas nach vorne, parallel zur Wand. Verlagere deine Schulter nach vorne, bis du einen Zug in der Brustmuskulatur spürst. Halte diese Stellung für 30 Sekunden. Wechsele danach Arm und Bein.
Wiederhole die Übung 3–5-mal.

Ausdauer

Langbank-Lauf

Ihr braucht 2–4 Langbänke.
Verteilt die Langbänke in einer Hallenhälfte. Lauft von Bank zu Bank und macht verschiedene Übungen: darüber laufen, Hockwenden, durchkriechen, darüber ziehen …

Koordination

Ballroller

Ihr braucht einen Ball und eine Langbank. Kind 1 kniet an dem einen Ende, Kind 2 an dem anderen Ende der Langbank. Sie rollen sich einen Ball über die Bank zu. Wie oft schaffen sie es, ihn hin- und herzurollen, ohne dass er hinunterfällt?

Schnelligkeit

Langbank-Läufer

Ihr braucht vier Langbänke, drei Softbälle und eine Stoppuhr.
Stellt die Langbänke der Länge nach hintereinander mit einem Abstand jeweils von 2 Metern auf. Ein Kind läuft nun über die Langbänke. Sobald es sich zwischen den Langbänken befindet, darf es von den anderen nicht abgeworfen werden. Jeder Treffer = + 3 Strafsekunden! Messt die Zeit. Wer ist am schnellsten?

Bernd Wehren: Der Fitness-Führerschein · Best.-Nr. 746
© Brigg Pädagogik Verlag GmbH, Augsburg

Schnelligkeit

Reaktionsmauer

Ihr braucht eine Matte und viele verschiedene Dinge, aber keine harten Dinge.

Kind 1 wirft mit kurzen Pausen und nacheinander Dinge über die Matte. Kind 2 versucht, viele Dinge zu fangen. Wechselt. Wer fängt mehr Dinge?

Ausdauer

Halt durch!

Ihr braucht eine Sprossenwand und Stoppuhr. Stellt euch auf eine Sprosse. Nehmt die Füße von der Sprosse und hängt euch an die Sprossenwand. Die Nase sollte sich auf der Höhe der Hände befinden. Messt die Zeit. Wer hält sich am längsten?

Kraft

Kraft-Kämpfe – H

Ihr braucht einen großen Ball und eine Matte. Kind 1 liegt auf einem Basket- oder Medizinball. Kind 2 versucht, den Ball zu klauen.

Koordination

Tarzan

Ihr braucht zwei Matten, zwei Kästen und ein Tau.

Schwingt euch mit dem Tau von dem einen Kasten zum anderen Kasten hin und her.

Wer schafft es 5-, 10- oder sogar 20-mal?

Bernd Wehren: Der Fitness-Führerschein · Best.-Nr. 746
© Brigg Pädagogik Verlag GmbH, Augsburg

Schnelligkeit

Reaktionsstab

Ihr braucht einen Stab.
Kind 1 stellt den Stab auf den Boden und hält ihn fest. Kind 2 steht ca. zwei Meter vom Stab entfernt. Kind 2 versucht, den Stab zu fangen, sobald Kind 1 ihn loslässt. Wechselt. Wer braucht weniger Versuche, bis er den Stab dreimal gefangen hat?

Ausdauer

Kriechen und steigen

Ihr braucht drei Matten und zwei Kastenteile.
Kriecht durch das erste Kastenteil und steigt über das zweite Kastenteil.
Kriecht dann von der anderen Seite durch das zweite Kastenteil und steigt über das erste Kastenteil. Usw. Wer schafft die meisten Runden?

Koordination

Zielen und werfen – B

Ihr braucht Bälle und Reifen.
Versucht zu zielen, zu werfen und zu treffen:

Kraft

Gesäßmuskel und Rücken kräftigen

Gehe in die Bankstellung. Beuge das linke Bein und ziehe es nach vorne und ziehe gleichzeitig den rechten Arm hinten, sodass sich Ellbogen und Knie fast berühren. Strecke danach Arm nach vorne und Bein nach hinten. Die Bewegung langsam durchführen und ruhig atmen.

Bernd Wehren: Der Fitness-Führerschein · Best.-Nr. 746
© Brigg Pädagogik Verlag GmbH, Augsburg

Koordination

Langbank-Balancierer

Ihr braucht eine Langbank.
Balanciert über die umgedrehte Langbank: vorwärts, seitwärts, rückwärts, auf zwei Beinen, auf allen Vieren.

Kraft

Gerade Bauchmuskeln kräftigen

Lege dich auf den Rücken und winkele deine Beine an. Hebe deinen Kopf möglichst senkrecht nach oben. Senke und hebe deinen Kopf abwechselnd. Atme dabei ruhig.

Schnelligkeit

Reifen-Springer

Ihr braucht eine Stoppuhr und 6–10 Reifen. Baut einen Reifen-Kreis auf, wobei sich die Reifen berühren. Lauft durch den Reifen-Kreis, ohne die Reifen zu berühren. Lauft fünf Runden. Messt die Zeit. Wer ist am schnellsten?

Beweglichkeit

Wadenmuskulatur dehnen – B

Gehe in Schrittstellung. Drücke den linken Fuß fest auf den Boden. Beuge den Oberkörper nach vorne und stütze deine Arme auf dem rechten Oberschenkel ab, bis du in der linken Wade einen Zug verspürst. Halte diese Stellung für 30 Sekunden.
Wiederhole die Übung 3–5-mal.

Bernd Wehren: Der Fitness-Führerschein · Best.-Nr. 746
© Brigg Pädagogik Verlag GmbH, Augsburg

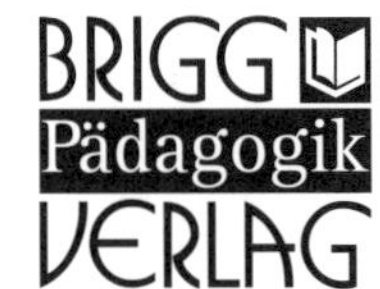

Besser mit Brigg Pädagogik!

Pfiffige Ideen für mehr Bewegung und Spaß im Unterricht!

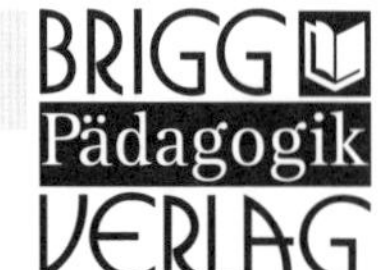

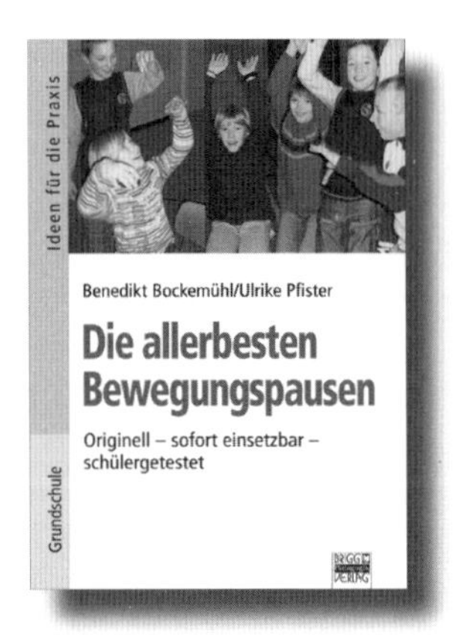

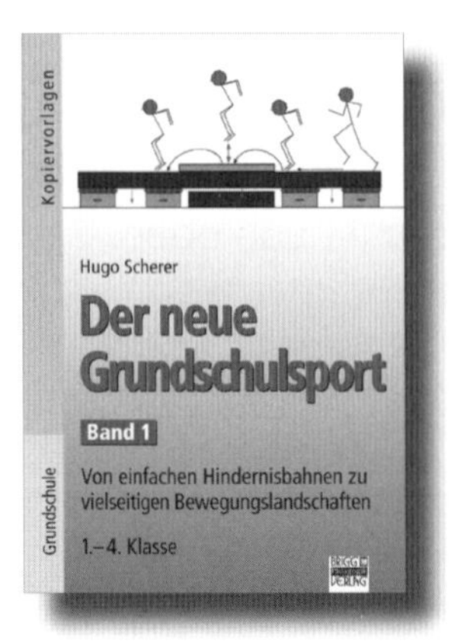

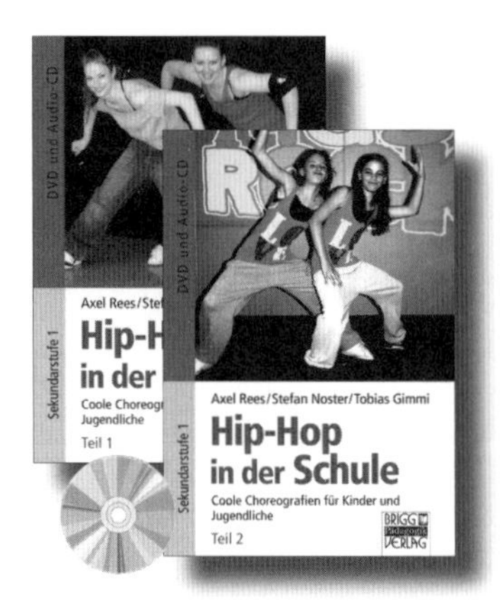

Benedikt Bockemühl/
Ulrike Pfister

Die allerbesten Bewegungspausen

Originell – sofort einsetzbar – schülergetestet

56 S., DIN A4, farbig,
Ideen für die Praxis
Best.-Nr. 503

Sofort einsetzbare Bewegungspausen für 100 Prozent mehr Spaß, Konzentration und Leistungsfähigkeit im Unterricht! Im ersten Teil des Bandes werden **Aktivierungsübungen**, im zweiten Teil **Entspannungsübungen** angeboten. Die Muskulatur wird gestärkt, Kreativität, Konzentration und Klassenklima werden deutlich verbessert.

Hugo Scherer

Der neue Grundschulsport

Band 1

Von einfachen Hindernisbahnen zu vielseitigen Bewegungslandschaften

1.–4. Klasse

120 S., DIN A4,
Kopiervorlagen
Best.-Nr. 300

Band 2

Spiele, Übungen und Wettkämpfe mit Klein- und Großgeräten

1.–4. Klasse

116 S., DIN A4,
Kopiervorlagen
Best.-Nr. 438

Diese neuen Sport-Grundlagenbände liefern **eine Fülle motivierender Ideen** für einen praxisnahen und erfolgreichen Sportunterricht. Nach einer knappen methodischen Einführung werden im umfangreichen Praxisteil alle Stundeneinheiten detailliert mit Lernzielen, dem Bewegungsablauf, den benötigten Geräten und genauen Hinweisen zur Durchführung aufgezeigt und beschrieben. **Präzise Skizzen** veranschaulichen zusätzlich den Aufbau und Bewegungsablauf und stellen alle benötigten Geräte dar.
Die praxiserprobten Bände helfen besonders auch **fachfremd unterrichtenden Lehrkräften**, Sportstunden, an denen die Kinder Spaß und Freude haben, mit wenig Organisations-, Material- und Zeitaufwand durchzuführen.

Axel Rees/Stefan Noster/
Tobias Gimmi

Hip-Hop in der Schule

Coole Choreografien für Kinder und Jugendliche

DVD und Audio-CD

Teil 1
Best.-Nr. 340

Teil 2
Best.-Nr. 341

Tanz und Bewegung nach **Hip-Hop-Rhythmen** liegen voll im Trend bei Jugendlichen – machen Sie sich diese Begeisterung für Ihren Unterricht zu Nutze! **Schritt für Schritt** werden Choreografien gezeigt und erklärt. Die Audiotracks sind in vier gängige Tempi eingeteilt, die auf alle aktuellen Hits angewandt werden können. **Für Profis und fachfremd unterrichtende Lehrkräfte!**

Bestellcoupon

Ja, bitte senden Sie mir/uns mit Rechnung

_____Expl. Best.-Nr. ____________________

_____Expl. Best.-Nr. ____________________

_____Expl. Best.-Nr. ____________________

_____Expl. Best.-Nr. ____________________

Meine Anschrift lautet:

Name / Vorname

Straße

PLZ / Ort

E-Mail

Datum/Unterschrift Telefon (für Rückfragen)

Bitte kopieren und einsenden/faxen an:

Brigg Pädagogik Verlag GmbH
zu Hd. Herrn Franz-Josef Büchler
Zusamstr. 5
86165 Augsburg

☐ Ja, bitte schicken Sie mir Ihren Gesamtkatalog zu.

Bequem bestellen per Telefon/Fax:
Tel.: 0821/45 54 94-17
Fax: 0821/45 54 94-19
Online: www.brigg-paedagogik.de

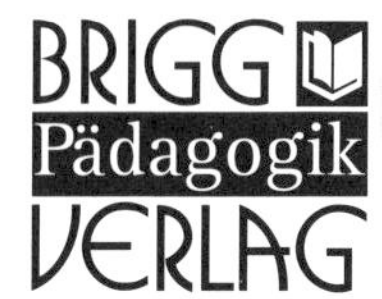

Besser mit Brigg Pädagogik!

Sozialkompetenz fächerübergreifend vermitteln!

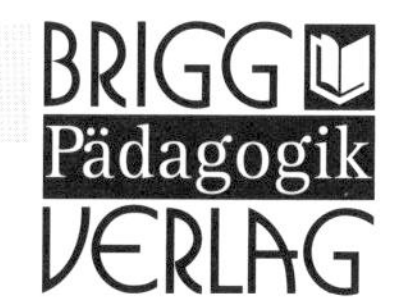

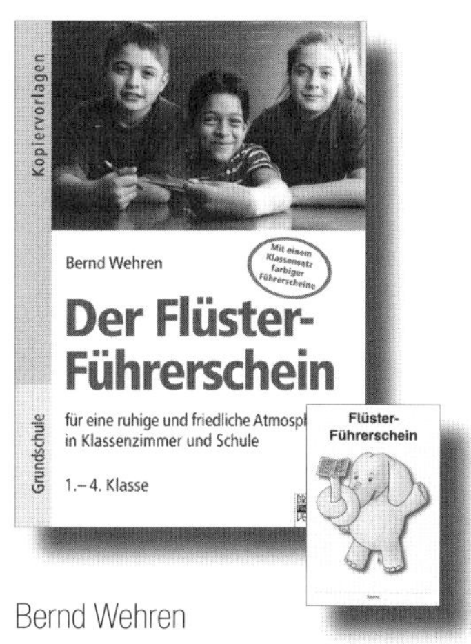

Bernd Wehren

Der Flüster-Führerschein

für eine ruhige und friedliche Atmosphäre in Klassenzimmer und Schule

64 S., DIN A4
Kopiervorlagen,
32 Flüster-Führerscheine
Best.-Nr. 434

Klassensatz farbiger Flüster-Führerscheine

8 Bögen mit je 4 Führerscheinen
Best.-Nr. 458

Diese **differenzierten Arbeitsblätter** unterstützen Ihre Schüler, leise und friedlich miteinander zu reden, zu spielen und zu arbeiten. Der Flüster-Führerschein motiviert sie, ihr Verhalten über einen längeren Zeitraum zu beobachten, zu reflektieren und testen zu lassen.

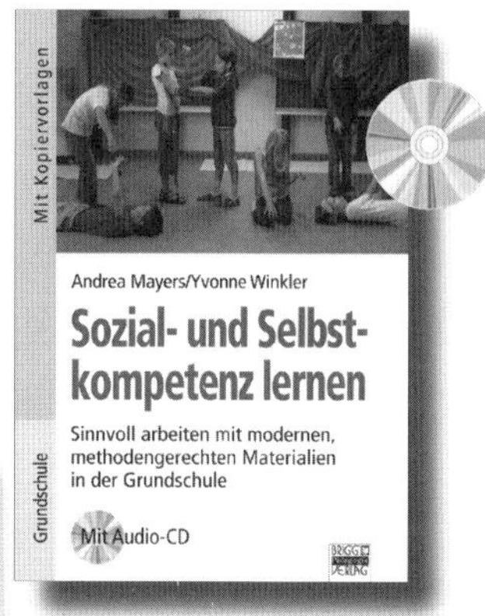

Andrea Mayers / Yvonne Winkler

Sozial- und Selbstkompetenz lernen

Sinnvoll arbeiten mit modernen, methodengerechten Materialien in der Grundschule

100 S., DIN A4,
mit Kopiervorlagen und Audio-CD
Best.-Nr. 705

Eine gute Unterrichtsgrundlage für die Entwicklung wichtiger **sozialer Schlüsselkompetenzen**. Die Kinder arbeiten methodisch variantenreich in Rollenspielen, mit Hörspielen und Beobachtungsaufträgen. Diese **fächerübergreifenden Unterrichtssequenzen** sind ohne großen Vorbereitungsaufwand einsetzbar.

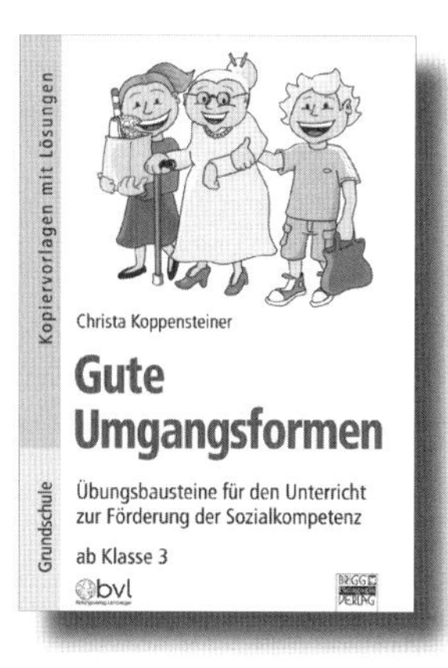

Christa Koppensteiner

Gute Umgangsformen

Übungsbausteine für den Unterricht zur Förderung der Sozialkompetenz

ab Klasse 3

60 S., DIN A4,
Kopiervorlagen mit Lösungen
Best.-Nr. 455

Die **fünf Übungsbausteine** tragen im Unterricht erfolgreich dazu bei, die Klassengemeinschaft zu verbessern, das Selbstvertrauen zu stärken, den respektvollen Umgang mit anderen zu üben und zu lernen, positiv zu kommunizieren und Konfliktlösungsstrategien kennenzulernen und anzuwenden. Mit **gut aufbereiteten Arbeitsmaterialien**.

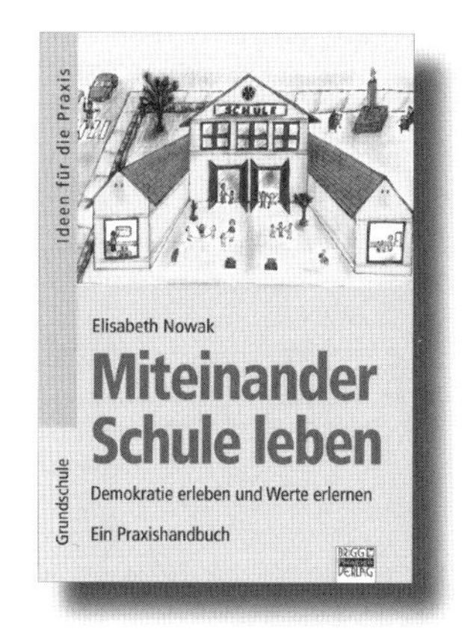

Elisabeth Nowak

Miteinander Schule leben

Demokratie erleben und Werte erlernen

Ein Praxishandbuch

148 S., DIN A4
Best.-Nr. 380

Das Praxishandbuch nimmt **Demokratie – verstanden als Lebensform und soziale Idee** – als pädagogische Aufgabe in den Blick und gibt Antworten auf folgende Fragen: Wie kann eine nachhaltige Werte-Erziehung an der Schule stattfinden? Wie können Grundschulkinder die für die Entwicklung ihrer Mündigkeit nötigen **Schlüsselkompetenzen** und demokratischen Fähigkeiten erwerben? Mit **motivierenden Anregungen** und **zahlreichen durchdachten Materialien**.

Bestellcoupon

Ja, bitte senden Sie mir / uns mit Rechnung

_____Expl. Best.-Nr. ____________________

_____Expl. Best.-Nr. ____________________

_____Expl. Best.-Nr. ____________________

_____Expl. Best.-Nr. ____________________

Meine Anschrift lautet:

____
Name / Vorname

____
Straße

____
PLZ / Ort

____
E-Mail

____
Datum/Unterschrift Telefon (für Rückfragen)

Bitte kopieren und einsenden/faxen an:

Brigg Pädagogik Verlag GmbH
zu Hd. Herrn Franz-Josef Büchler
Zusamstr. 5
86165 Augsburg

☐ Ja, bitte schicken Sie mir Ihren Gesamtkatalog zu.

Bequem bestellen per Telefon / Fax:
Tel.: 0821 / 45 54 94-17
Fax: 0821 / 45 54 94-19
Online: www.brigg-paedagogik.de

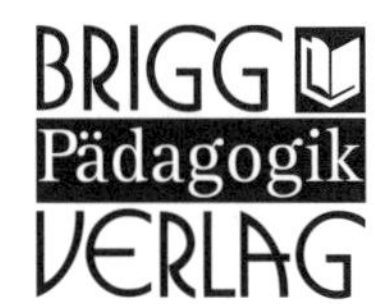

Besser mit Brigg Pädagogik!

Neue Kopiervorlagen für Ihren Deutschunterricht!

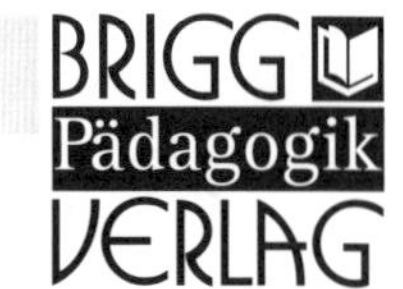

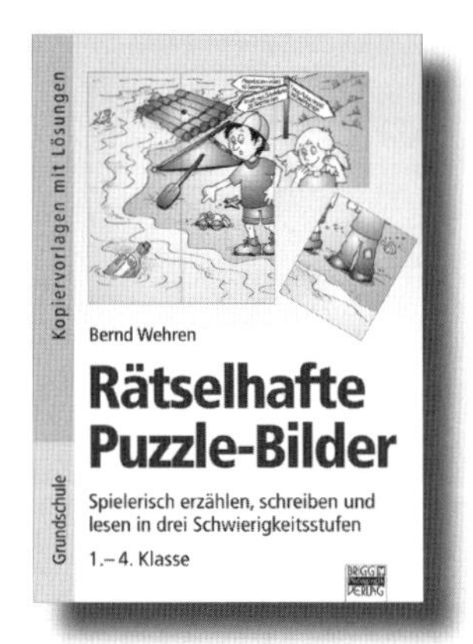

Bernd Wehren

Rätselhafte Puzzle-Bilder

Spielerisch erzählen, schreiben und lesen in drei Schwierigkeitsstufen

1.–4. Klasse

80 S., DIN A4,
Kopiervorlagen mit Lösungen
Best.-Nr. 750

Mit diesen wunderschön illustrierten Puzzle-Bildern erlernen die Kinder den sicheren Umgang mit der Schere, das Sammeln von Informationen, das Malen einer Bildgeschichte und Schreiben einer eigenen Geschichte. Das Werk beinhaltet **10 leichte, 10 mittlere und 10 schwere Puzzles**.

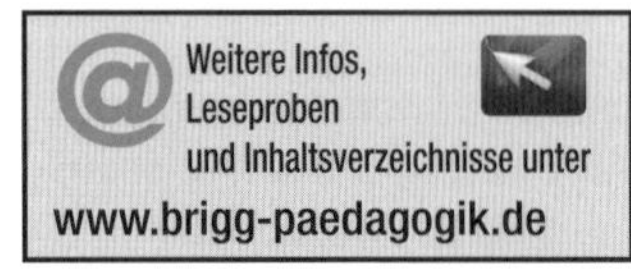

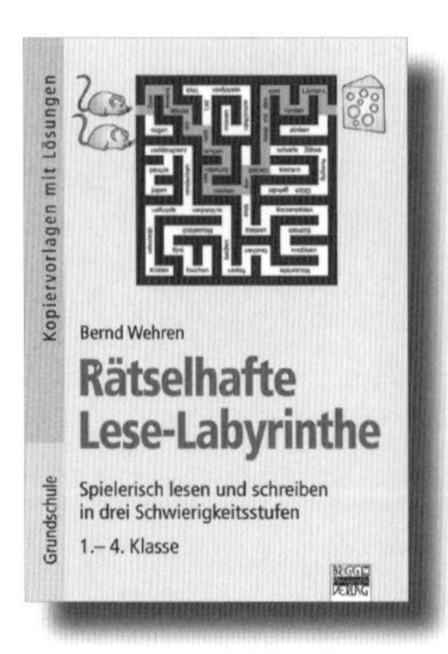

Bernd Wehren

Rätselhafte Lese-Labyrinthe

Spielerisch lesen und schreiben in drei Schwierigkeitsstufen

1.–4. Klasse

68 S., DIN A4,
Kopiervorlagen mit Lösungen
Best.-Nr. 606

Die 14 leichten, zehn mittleren und sechs schweren Lese-Labyrinthe fordern die Kinder dazu auf, den richtigen Weg zu finden und damit zu einem sinnvollen Text zu gelangen. Die **30 unterschiedlich schweren Aufgabenblätter** sind immer gleich aufgebaut, sodass die Kinder selbstständig arbeiten können. Mit allen **Lösungen** und **Blanko-Vorlagen** zur Erstellung eigener Labyrinthe.

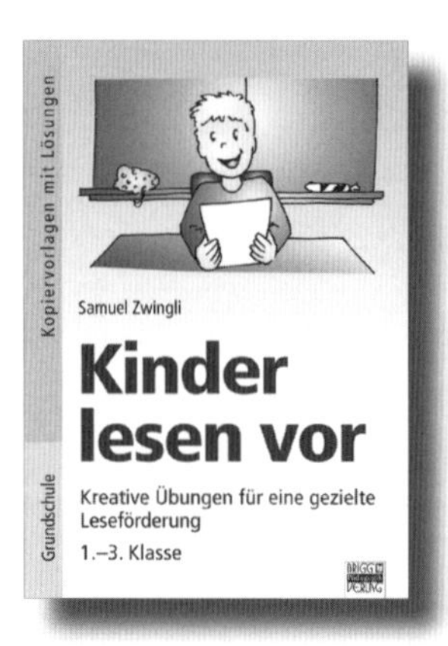

Samuel Zwingli

Kinder lesen vor

Kreative Übungen für eine gezielte Leseförderung

1.–3. Klasse

60 S., DIN A4,
Kopiervorlagen mit Lösungen
Best.-Nr. 764

Dieses Buch bietet Ihnen zu verschiedenen Textarten jeweils **abwechslungsreiches Material**, das kopiert und ausgeschnitten im Unterricht eingesetzt oder den Kindern zum Üben als Hausaufgabe mitgegeben werden kann. Die kleinen Rätsel, Fehlergeschichten, Briefe, Dialoge, Wort- und Satzerweiterungen motivieren die Kinder zum Lesen und Vorlesen, **fördern Lesefertigkeit und Textverständnis.**

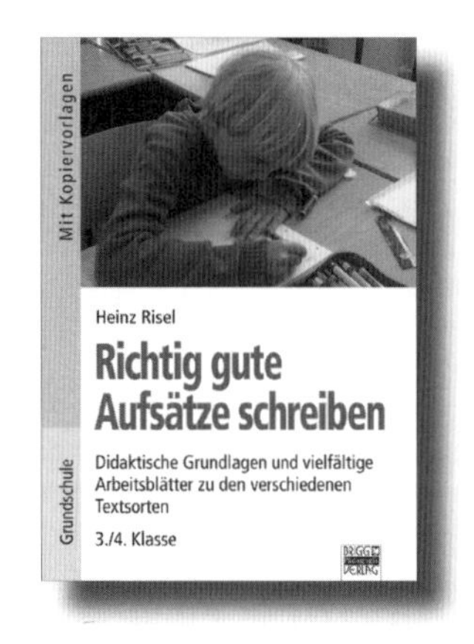

Heinz Risel

Richtig gute Aufsätze schreiben

Didaktische Grundlagen und vielfältige Arbeitsblätter zu den verschiedenen Textsorten

3./4. Klasse

76 S., DIN A4,
mit Kopiervorlagen
Best.-Nr. 659

Dieser Band vermittelt anschaulich und verständlich die **wichtigsten Grundlagen** der modernen Aufsatzdidaktik. Dabei wird dem Prozess des Überarbeitens von Texten eine große Bedeutung beigemessen. Dieser Grundlagenband ist auf dem neuesten Forschungsstand und somit eine echte Hilfe für den gelungenen und **fairen Aufsatzunterricht**, der Ihren Schülern Spaß macht und sie perfekt auf die Anforderungen in der weiterführenden Schule vorbereitet!

Bestellcoupon

Ja, bitte senden Sie mir / uns mit Rechnung

_____Expl. Best.-Nr. ____________________

_____Expl. Best.-Nr. ____________________

_____Expl. Best.-Nr. ____________________

_____Expl. Best.-Nr. ____________________

Meine Anschrift lautet:

Name / Vorname

Straße

PLZ / Ort

E-Mail

Datum/Unterschrift   Telefon (für Rückfragen)

Bitte kopieren und einsenden/faxen an:

Brigg Pädagogik Verlag GmbH
zu Hd. Herrn Franz-Josef Büchler
Zusamstr. 5
86165 Augsburg

☐ Ja, bitte schicken Sie mir Ihren Gesamtkatalog zu.

Bequem bestellen per Telefon / Fax:
Tel.: 0821 / 45 54 94-17
Fax: 0821 / 45 54 94-19
Online: www.brigg-paedagogik.de

Name

Der Fitness-Führerschein

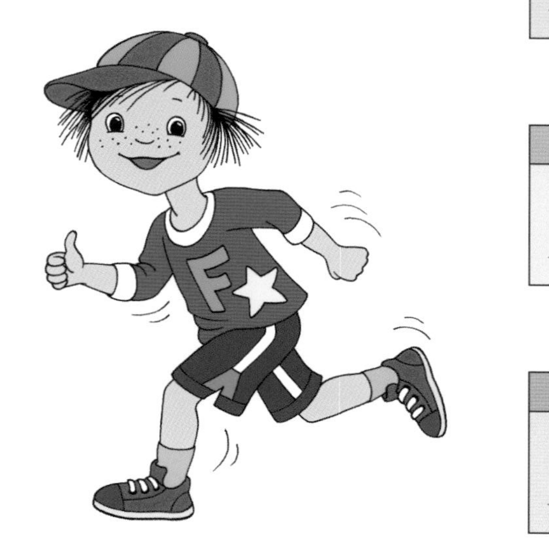

Bronzene Prüfung bestanden!

Datum, Unterschrift

Silberne Prüfung bestanden!

Datum, Unterschrift

Goldene Prüfung bestanden!

Datum, Unterschrift

© Brigg Pädagogik Verlag GmbH, Augsburg · Best.Nr. 746 (Buch), 747 (Führerscheine)

Du hast deine Fitness-Prüfungen erfolgreich bestanden.

Du bist nun ausdauernder, beweglicher, gewandter, kräftiger und schneller.

Toll! Weiter so!

Datum, Unterschrift

Name

Der Fitness-Führerschein

Bronzene Prüfung bestanden!

Datum, Unterschrift

Silberne Prüfung bestanden!

Datum, Unterschrift

Goldene Prüfung bestanden!

Datum, Unterschrift

© Brigg Pädagogik Verlag GmbH, Augsburg · Best.Nr. 746 (Buch), 747 (Führerscheine)

Du hast deine Fitness-Prüfungen erfolgreich bestanden.

Du bist nun ausdauernder, beweglicher, gewandter, kräftiger und schneller.

Toll! Weiter so!

Datum, Unterschrift

Der Fitness-Führerschein

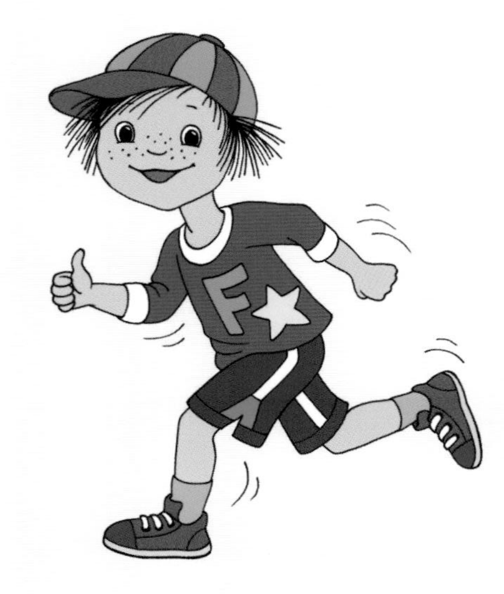

Name

Bronzene Prüfung bestanden!

Datum, Unterschrift

Silberne Prüfung bestanden!

Datum, Unterschrift

Goldene Prüfung bestanden!

Datum, Unterschrift

© Brigg Pädagogik Verlag GmbH, Augsburg · Best.Nr. 746 (Buch), 747 (Führerscheine)

Du hast deine Fitness-Prüfungen erfolgreich bestanden.

Du bist nun ausdauernder, beweglicher, gewandter, kräftiger und schneller.

Toll! Weiter so!

Datum, Unterschrift

Der Fitness-Führerschein

Name

Bronzene Prüfung bestanden!

Datum, Unterschrift

Silberne Prüfung bestanden!

Datum, Unterschrift

Goldene Prüfung bestanden!

Datum, Unterschrift

© Brigg Pädagogik Verlag GmbH, Augsburg · Best.Nr. 746 (Buch), 747 (Führerscheine)

Du hast deine Fitness-Prüfungen erfolgreich bestanden.

Du bist nun ausdauernder, beweglicher, gewandter, kräftiger und schneller.

Toll! Weiter so!

Datum, Unterschrift

Name

Der Fitness-Führerschein

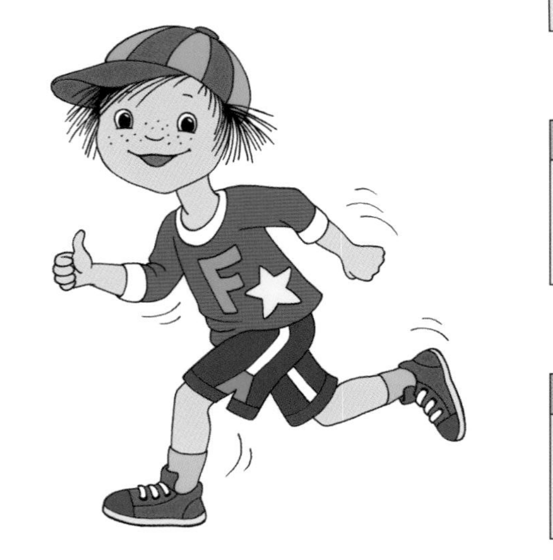

Bronzene Prüfung bestanden!

Datum, Unterschrift

Silberne Prüfung bestanden!

Datum, Unterschrift

Goldene Prüfung bestanden!

Datum, Unterschrift

© Brigg Pädagogik Verlag GmbH, Augsburg · Best.Nr. 746 (Buch), 747 (Führerscheine)

Du hast deine Fitness-Prüfungen erfolgreich bestanden.

Du bist nun ausdauernder, beweglicher, gewandter, kräftiger und schneller.

Toll! Weiter so!

Datum, Unterschrift

Name

Der Fitness-Führerschein

Bronzene Prüfung bestanden!

Datum, Unterschrift

Silberne Prüfung bestanden!

Datum, Unterschrift

Goldene Prüfung bestanden!

Datum, Unterschrift

© Brigg Pädagogik Verlag GmbH, Augsburg · Best.Nr. 746 (Buch), 747 (Führerscheine)

Du hast deine Fitness-Prüfungen erfolgreich bestanden.

Du bist nun ausdauernder, beweglicher, gewandter, kräftiger und schneller.

Toll! Weiter so!

Datum, Unterschrift

Name

Der Fitness-Führerschein

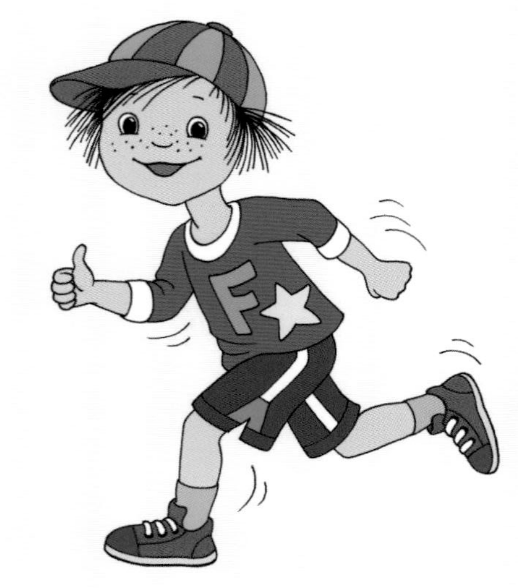

Bronzene Prüfung bestanden!

Datum, Unterschrift

Silberne Prüfung bestanden!

Datum, Unterschrift

Goldene Prüfung bestanden!

Datum, Unterschrift

© Brigg Pädagogik Verlag GmbH, Augsburg · Best.Nr. 746 (Buch), 747 (Führerscheine)

Du hast deine Fitness-Prüfungen erfolgreich bestanden.

Du bist nun ausdauernder, beweglicher, gewandter, kräftiger und schneller.

Toll! Weiter so!

Datum, Unterschrift

Name

Der Fitness-Führerschein

Bronzene Prüfung bestanden!

Datum, Unterschrift

Silberne Prüfung bestanden!

Datum, Unterschrift

Goldene Prüfung bestanden!

Datum, Unterschrift

© Brigg Pädagogik Verlag GmbH, Augsburg · Best.Nr. 746 (Buch), 747 (Führerscheine)

Du hast deine Fitness-Prüfungen erfolgreich bestanden.

Du bist nun ausdauernder, beweglicher, gewandter, kräftiger und schneller.

Toll! Weiter so!

Datum, Unterschrift